reinhardt

Erich Schützendorf

Meine Lebensverfügung für ein gepflegtes Alter

2., aktualisierte und erweiterte Auflage

Ernst Reinhardt Verlag München

Erich Schützendorf, Dipl.-Pädagoge, war VHS-Direktor und Fachbereichsleiter für Fragen des Älterwerdens an der VHS des Kreises Viersen, Lehrbeauftragter für Soziale Gerontologie an der Hochschule Niederrhein und Dozent an Fachseminaren für Altenpflege.

Vom Autor außerdem im Ernst Reinhardt Verlag lieferbar: „Das Recht der Alten auf Eigensinn" (5. Aufl. 2015; ISBN 978-3-497-02570-1), „Vergesslich, störrisch, undankbar? Demente Angehörige liebevoll pflegen" (mit Wolfgang Dannecker, 2008, ISBN 978-3-497-02030-0) und „Anderland entdecken, erleben, begreifen" (mit Jürgen Datum, 2. Aufl. 2024, ISBN 978-3-497-02898-6).

Bibliografische Information der Deutschen Nationalbibliothek

Die Deutsche Nationalbibliothek verzeichnet diese Publikation in der Deutschen Nationalbibliografie; detaillierte bibliografische Daten sind im Internet über <http://dnb.d-nb.de> abrufbar.
ISBN 978-3-497-03260-0 (Print)
ISBN 978-3-497-61884-2 (PDF-E-Book)
ISBN 978-3-497-61885-9 (EPUB)
2., aktualisierte und erweiterte Auflage

Ernst Reinhardt Verlag, Kemnatenstr. 46, D-80639 München
Net: www.reinhardt-verlag.de E-Mail: info@reinhardt-verlag.de

Inhalt

Meine Pflege will ich nicht nur anderen überlassen

Selbstbestimmung ist das gute Recht eines jeden Menschen. Dieses Recht gilt auch, wenn wir gebrechlich und pflegebedürftig werden und auf andere Menschen angewiesen sind.

Weil wir aber dann ohne fremde Hilfe nicht mehr zurecht kommen, nehmen sich diejenigen, die bereit sind, uns zu unterstützen, das Recht mitzuentscheiden, was für uns gut und richtig ist. Das führt dann schon mal zu Auseinandersetzungen. Aber gut, damit kann und muss man leben, denn die Zeit der Selbständigkeit und damit die der uneingeschränkten Selbstbestimmung ist vorbei. Verbundenheit ist jetzt wichtiger als Autonomie. Man kann sich nicht immer durchsetzen, man wird als gebrechlicher Mensch auch zurückstecken müssen.

Was aber passiert, wenn wir nicht mehr in der Lage sind, unseren Willen verständlich zu äußern, unsere Wünsche und Vorlieben mitzuteilen oder sie durchzusetzen? Sei es, weil wir nicht mehr sprechen können, weil der Verstand nicht mehr mitspielt oder weil wir keine Kraft mehr haben.

Dann entscheiden andere für und über uns.

Damit wir nicht ganz dem Willen anderer Menschen ausgeliefert sind, können wir rechtzeitig in einer Patientenverfügung festlegen, wie wir medizinisch behandelt werden möchten, welche Grenzen wir setzen und ob unter bestimmten Voraussetzungen lebensverlängernde Maßnahmen unterlassen werden sollen und man uns sterben lässt.

Viele nutzen diese Möglichkeit, weil sie sich die Zeit des Siechtums nicht zumuten wollen. Sie wollen nicht mit Schmerzen oder ohne Bewusstsein dahinvegetieren, oder sie möchten nicht durch eine Magensonde künstlich ernährt werden. Das kann ich nachvollziehen.

Seltsamerweise nutzt aber so gut wie keiner sein Recht auf Selbstbestimmung für sein Wohlbefinden und die Lebensqualität bei Gebrechlichkeit und Pflegebedürftigkeit. Dabei kommt doch gerade in dieser Zeit der Abhängigkeit dem Wohlbefinden eine besondere Bedeutung zu.

Ich für meinen Teil will die Entscheidungen über mein Wohl und Wehe dann, wenn ich mich in andere Hände begeben habe, nicht ausschließlich den anderen überlassen. Zwar bin ich sicher, dass die meisten, die mich betreuen und pflegen, in guter Absicht handeln, jedenfalls nicht gedanken- oder gar gewissenlos. Aber aufgrund meiner fast 50-jährigen Erfahrung mit der Pflege in Familien und Pflegeeinrichtungen wage ich zu bezweifeln, ob alle Entscheidungen, die zu meinem Wohle getroffen werden, in meinem Sinne sein werden.

Nehmen wir an, eine Betreuerin fragt mich, womit sie mir eine Freude bereiten kann, weil ich freud- und anteilslos in meinem Sessel sitze. Ich würde ihr gerne sagen, die größte

Freude bestünde für mich darin, dass sie mich ungestört dösen lässt und mich mit ihrer Frage erst gar nicht behelligen soll. Das kann ich ihr aber nicht mehr mitteilen, weil ich die passenden Worte nicht finde oder weil sich ein Nebel um meine Gedanken gelegt hat. Die junge Frau will das Beste, ist aber auf Vermutungen angewiesen, weil sie nirgendwo nachlesen kann, wie mein Lebensentwurf für die letzte Phase meines Daseins aussieht.

Woher soll sie wissen, dass ich Ruhe, Stille und Nichtstun der aktiven Teilnahme vorziehe, wenn ich diesen Wunsch nicht aufgeschrieben habe, als ich noch dazu in der Lage war.

Woher soll sie wissen, welche Schokoladensorte ich favorisiere, wenn sie es nicht nachlesen kann.

Also habe ich angefangen, meine Einstellungen sowie meine Vorlieben und Wünsche in einer Lebensverfügung niederzuschreiben. Eine Lebensverfügung ist – davon bin ich überzeugt – neben einer Vorsorgevollmacht und Patientenverfügung eine sinnvolle Vorsorgemaßnahme.

Wie hilfreich eine Lebensverfügung sein kann, wurde mir während eines Aufnahmegespräches in einer Pflegeeinrichtung klar. Die Pflegedienstleiterin, die sich bei der Tochter nach dem Leben und den Gewohnheiten der dementen Mutter erkundigte, fragte nach dem Lieblingsgetränk der zukünftigen Bewohnerin.

„Kaffee", gab die Tochter zur Antwort.

„Eine besondere Sorte?" hakte die Pflegedienstleiterin nach, weil sie aus Erfahrung weiß, dass alte Menschen, die ihr anvertraut sind, je nach Stimmung mal lieber diese, mal jene Sorte Kaffee bevorzugen.

Darauf konnte die Tochter keine Antwort geben.

Sie wusste es nicht, und die Mutter hatte es nie für nötig befunden, ihre speziellen Vorlieben mitzuteilen.

Jetzt war es zu spät.

Es sind eher die kleinen Dinge, die eine besondere Bedeutung erhalten, wenn die Lebenskreise im Alter enger werden. Und die Bedeutung, die diese Kleinigkeiten haben, kann keiner – in diesem Falle nicht einmal die Tochter – wissen, wenn man sie nicht aufgeschrieben hat. Nach diesem Erlebnis habe ich mich gefragt:

- Was ist mir wichtig?
- Worauf kann ich schlecht verzichten?
- Was bereitet mir Lust, Freude?
- Was löst bei mir angenehme Schwingungen aus?
- Was bleibt von mir, wenn der Verstand nicht mehr im Vordergrund steht?

Zwischen der 1. Auflage und der hier vorliegenden 2. Auflage sind ein paar Jahre vergangen. Ich habe in dieser Zeit den Tod meiner Frau und, wie ich meine, als eine Reaktion auf ihren Tod einen Schlaganfall hinnehmen müssen. Nachdem ich also 50 Jahre vor einem Pflegebett gestanden habe, lag ich plötzlich von einem Tag auf den anderen in einem Pflegebett. Ich hatte also Gelegenheit herauszufinden, ob sich meine Lebensverfügung bewähren würde. In der Tat waren mir Sanftheit, Zärtlichkeit, Nachsicht und Verständnis für die kleinen Freuden des Lebens sowie Gesten des Liebhabens wichtiger als eine funktionale, aber emotionslose ärztliche und pflegerische Versorgung. „Ein Kranker braucht Sanftheit", schreibt Albert Camus in seinem Roman „Die Pest". Diese Weisheit hat sich allerdings in Kliniken noch nicht herumgesprochen. Niemand wollte seine Betriebsamkeit unterbrechen und zuhören, wenn ich meine Wünsche nach kleinen Gefälligkeiten äußerte, ganz zu schweigen davon, dass irgendjemand bereit war, meine Lebensverfügung zu lesen.

Jetzt muss ich die Zeit bis zum nächsten Schlaganfall nutzen, um möglichst vielen von meinen Wünschen zu erzählen und eine Sachwalterin oder einen Sachwalter zu finden, die oder der couragiert genug ist, sich gegen die Vertreterinnen und Vertreter des Gesundheits- und Pflegewesens durchzusetzen.

Meine persönliche Lebensverfügung

Ich möchte im Sommerregen nach draußen gefahren werden, um den Regen zu spüren, die warmen Tropfen, die auf meinen Körper klatschen. Sollte sich danach herausstellen, dass ich eine Lungenentzündung bekomme, so ist das nicht schlimm, auch nicht, wenn deren Verlauf tödlich ist. Ich übernehme die Verantwortung.

Auf jeden Fall will ich einmal am Tag mit Süßigkeiten versorgt werden. Die von mir bevorzugten Schokoladensorten sind „Nuss-Nougat“, wenn es mir gut geht, und „Zartbitter“, wenn es mir nicht so gut geht. Ich halte den Wunsch an dieser Stelle schriftlich fest, damit keiner auf die Idee kommt, mir meine tägliche Dosis Schokolade mit dem Hinweis auf meinen erhöhten, ja lebensbedrohlichen Blutzuckerwert zu verweigern.

Ich möchte, dass man mich zu meinen Lieblingsorten bringt und mich dort verweilen lässt. Meine Lieblingsorte, an denen ich ruhend und staunend verweilen möchte, sind:

- Große Baustellen
- Wochenmärkte
- Seeufer

Ich will zu den Heimspielen von Borussia Mönchengladbach gegen den 1.FC Köln gefahren werden, auch dann, wenn ich nichts mehr sehe und kaum noch etwas höre.

Ich lasse mich gerne verwöhnen. Manchmal ist mir alles zu mühselig, dann will ich noch nicht mal meinen Arm heben, um zu essen. Ich werde es genießen, wenn man mich an solchen Tagen liebevoll füttern wird.

Ich liebe zauberhafte und poetische Momente, und ich liebe erotische Augenblicke. Man darf mich ungefragt berühren, drücken, mit mir schmusen, kuscheln und zärtlich sein. Ich werde das auf keinen Fall als übergriffiges Verhalten deuten.

Ich will, dass die Steine, die ich auf meinen Urlaubsreisen gesammelt habe, einen Ehrenplatz erhalten, damit ich sie immer sehen und betasten kann, wenn mir danach ist.

Sollte ich nach einem Schlaganfall meine Arme und Hände nicht mehr bewegen können, will ich, dass man mir abends eine Zigarre zum Mund führt und mir die Gelegenheit verschafft, ein paar Züge zu machen.

Ich bestehe auf einem kleinen Glas Wein zum Mittagessen, auch für den Fall, dass meine Leberwerte keinen weiteren Tropfen Alkohol zulassen wollen.

Es muss allerdings Weißwein sein, weil ich in letzter Zeit merke, dass mich Rotwein zu sehr besoffen macht.

Ich habe ein paar Angewohnheiten, auf deren Einhaltung ich nicht verzichten will. So will ich, dass man mir morgens, wenn man mich aus dem Bett geholt und auf den Nachtstuhl gesetzt hat, die Tageszeitung reicht. Ich möchte, dass man mir die Zeitung auch dann reicht, wenn ich sie nicht mehr lesen kann.

Ich neige zu Tagträumereien. Wenn ich mit offenen Augen durch meine Umgebung hindurchsehe, soll man mich in Ruhe lassen. Niemand soll auf die Idee kommen, mich in die Wirklichkeit zu holen, mich abzulenken oder mir einen Rat zu geben, was mir besser täte, als vor mich hin zu starren.

Sollte ich mein Zimmer nicht mehr finden, wünsche ich kein Bild eines

Lieblingstieres an meiner Tür, sondern ein frisch gezapftes Glas Kölsch in meinem Zimmer. Dann werde ich mein Zimmer auf jeden Fall finden.

Ich wünsche mir, sanft und sinnlich gewaschen zu werden und danach mit meinem Lieblingsparfüm eingesprüht zu werden.

Sollte ich eine Vorliebe für meinen Kot entwickeln, soll man mich bewundern, wenn ich damit spiele. Allerdings sollte man mit dessen Entfernung nicht allzu lange warten.

Erich Schützendorf

Nach dem Tod meiner Frau und dem Schlaganfall habe ich hinzugefügt:

Wenn ich niedergeschlagen bin und nicht mehr weiß, wozu ich noch leben will, soll man mich nicht aufmuntern und mir auch keine Antidepressiva verabreichen, sondern meine Hände halten, meine Schultern zärtlich massieren und ansonsten den Mund halten.

Wenn mir nach Weinen zumute ist, darf man ruhig mit mir zusammen weinen ohne zu fragen, warum ich weine und ohne zu sagen, dass ich weinen darf, wenn mir danach zumute ist.

Wenn meine Betreuenden und Pflegenden unter Zeitdruck stehen, muss ich nicht über die ihnen die Zeit raubenden Umstände informiert werden. Meistens will ich sofort meinen Wunsch erfüllt haben. Vertröstungen auf einen späteren Zeitpunkt ärgern mich. Allerdings darf man mich warten lassen, um sich danach bei mir kurz zu entschuldigen und dann meinem Wunsch nachzukommen.

Nach meinem Tod sollen sich meine Kinder und Freunde nicht grämen, sondern sich darüber freuen, dass sie mir den ein und anderen Wunsch erfüllt haben.

Meine Wünsche klingen für den ein oder anderen ein wenig speziell. Aber so sind sie nun mal.

Jetzt hoffe ich, dass Sie, liebe Leserin, lieber Leser, durch meine folgenden Erläuterungen angeregt werden, über Ihre eigenen sehr persönlichen Empfindsamkeiten, Befindlichkeiten und Sehnsüchte nachzudenken und sie anschließend zu Papier bringen.

Eine Vielzahl von unterschiedlichen Lebensverfügungen würde – das ist meine weitere Hoffnung – die professionalisierte Altenpflege, die sich immer weiter von den Menschen entfernt, um die sie sich kümmert, zum Nachdenken bringen.

Ich halte es für sehr wahrscheinlich, dass einige der hochqualifizierten Pflegeexperten und Pflegeexpertinnen beim Lesen meiner Wünsche irritiert, amüsiert oder gar erschrocken sein werden. Ganz nett, werden sie denken, aber nicht ernst zu nehmen. Dann werden sie sich unter Bezug auf die offiziellen Pflegeinstanzen Argumente zurechtzulegen, damit aus fachlicher Sicht meine Wünsche nicht erfüllt werden dürfen.

Was gibt denen eigentlich das Recht, über meine schriftlich niedergelegten Verfügungen hinwegzugehen? Weil meine Wünsche ihnen ein wenig Mühe bereiten? Weil sie keine wissenschaftlichen Grundlagen für die Berechtigung meiner Wünsche finden? Weil meine Verfügungen gesundheitsgefährdend sind? Weil sie meinen Tod beschleunigen könnten?

Ja und?

Ich will das doch so. Das muss doch ausreichen.

Wünsche aufspüren – Anregungen für Ihre Lebensverfügung

Um die Ernsthaftigkeit meiner Verfügungen zu betonen, will ich sie nun – hoffentlich hinreichend – für die Experten und Expertinnen und die mich später Betreuenden und Pflegenden erläutern.

Sie, liebe Leserin, lieber Leser, die sich um mich und meine Vorstellungen von einem gepflegten Alter keine Sorgen machen müssen, können die Verfügungen als Einstieg in Ihre eigenen Überlegungen nutzen.

! Ich möchte im Sommerregen nach draußen gefahren werden, um den Regen zu spüren, die warmen Tropfen, die auf meinen Körper klatschen. Sollte sich danach herausstellen, dass ich eine Lungenentzündung bekomme, so ist das nicht schlimm, auch nicht, wenn *deren Verlauf tödlich ist. Ich übernehme die Verantwortung.*

Als kleiner Junge liebte ich es, im Sommer durch den Regen zu laufen und in Pfützen zu springen. Im Gegensatz zu vielen anderen habe ich mir diese Vorliebe bewahrt. Auch heute gehe ich gerne nach draußen in den Sommerregen. Allerdings springe und laufe ich nicht mehr wie ein kleiner Junge durch den Regen. Es ist mehr ein beschauliches Schlendern. Meine Frau ermahnt mich, wieder ins Haus zu kommen, und gibt zu bedenken, dass ich nicht mehr wachsen werde. Aber das ist mir egal. Ich brauche das manchmal.

Es ist gut möglich, dass es ein wenig schwierig wird, mich in einem Pflegebett nach draußen in den Regen zu fahren. Dann sollte man mich mit meinem Pflegebett zumindest in einen Wintergarten stellen, damit ich das Prasseln der Regentopfen erleben kann. Da ich auch gerne in den Sternenhimmel schaue, würde ich es, nebenbei bemerkt, sehr begrüßen, wenn man mich die Nacht auch schon mal in einem Wintergarten verbringen lässt.

Aber vielleicht lässt sich der Aufenthalt im Sommerregen mit einem Rollstuhl oder Ruhesessel bewerkstelligen. Sollte ich danach tatsächlich an einer Lungenentzündung sterben, so wäre das ein schöner Tod nach einem erfüllten Wunsch. Aber so schnell geht das mit der Lungenentzündung dann doch nicht.

Mit meiner Formulierung will ich sicherstellen, dass niemand auf eine mögliche, aber akut nicht vorhandene Gesundheitsgefährdung verweist, weil er keine Lust hat oder kein Verständnis aufbringt, mich in den Sommerregen zu schieben. Leider ist es so, dass man in der Pflege von viel zu vielen selbsternannten Gesundheitsaposteln umgeben ist, die das Leben in seiner ganzen Fülle und Bandbreite als lebensgefährlich betrachten.

Ich verstehe natürlich, dass nicht jeder in den Sommerregen gefahren werden möchte.

Eine der vielen alten Damen, die ich in Tagesstätten und Pflegeheimen kennengelernt habe, schwärmte davon, noch einmal, wie als Kind auf einer Sommerwiese mit vielen Gänseblümchen zu liegen. Leider hatte sie den Wunsch im Winter geäußert und als der Sommer kam, war sie bereits verstorben.

Vielleicht hätte es gereicht, wenn sie sich gewünscht hätte:

! Ich möchte in einem Zimmer leben, dessen Wände mit Bildern von Schmetterlingen beklebt sind. Ich liebe es, wenn man die Sammlung ergänzt. Besucher bitte ich, einen Schmetterling aus Papier als Gastgeschenk mitzubringen.

(Wenn Sie sich eine Vorstellung von der Buntheit eines Zimmers mit Bildern von Rosen machen wollen, dann sollten Sie sich den Film „Grüne Tomaten“ ansehen.) Oder:

Ich wünsche Bettwäsche, die mit bunten Blumen und Krabbeltieren dekoriert ist. Auf keinen Fall erlaube ich weiße Bettwäsche.

Oder:

Ich liebe Wild- und Feldblumen. Wenn Kinder aus Kindergärten mich besuchen, sollen sie vorher Blumen für mich pflücken.

Viele Menschen lieben es, sich in einer Badewanne zu entspannen. Wenn Sie zu diesen Menschen gehören, notieren Sie diesen Wunsch vorsichtshalber, denn es hat sich in der Pflege eingebürgert, Menschen zu duschen. Reinigung scheint wichtiger zu sein als ein Wohlfühlbad.

Einmal in der Woche möchte ich ein Bad in der Wanne mit Badeschaum, Kerzenlicht, Naturschwämmen und einem Getränk genießen.

In vielen Pflegeeinrichtungen existieren übrigens Funktionsbäder, die zu Sinnesbädern umgewandelt wurden. Sie haben allerdings eher Symbolwert. Sie sollen belegen, dass die alten

Menschen in dieser Einrichtung verwöhnt werden. Benutzt werden sie selten, weil das Verwöhnen in einer auf Funktionalität ausgelegten Betriebsamkeit untergeht. Stellen Sie also rechtzeitig Forderungen bezüglich Ihrer Badegewohnheiten.

Wenn Sie auf Anhieb nicht genau wissen sollten, was Sie anstelle „meines Sommerregens" glücklich macht, dann halten Sie Ausschau nach Ihren „ewigen" Glücksmomenten, also nach den Momenten, in denen Sie glückselig sind. Meistens begleiten einen diese Momente schon seit der Kindheit. Es sind Gefühle, die nur Ihnen bekannte Saiten zum Schwingen bringen.

Auf jeden Fall will ich einmal am Tag mit Süßigkeiten versorgt werden. Die von mir bevorzugten Schokoladensorten sind „Nuss-Nougat", wenn es mir gut geht, und „Zartbitter", wenn es mir nicht so gut geht. Ich halte den Wunsch an dieser Stelle schriftlich fest, damit keiner auf die Idee kommt, mir meine tägliche Dosis Schokolade mit dem Hinweis auf meinen erhöhten, ja lebensbedrohlichen Blutzuckerwert zu verweigern.

Ich bin überzeugt, dass Gesundheit viel, aber nicht alles bedeutet. Es gibt ein paar Dinge, die ich mindestens für genauso wichtig erachte und auf die ich nicht verzichten möchte, auch nicht, wenn sie meinem Gesundheitszustand abträglich sind. Süßigkeiten gehören unbedingt dazu. Ohne Naschwerk kann ich nicht leben.

> Ich will nicht gesund, sondern lebend sterben.

Es soll mir nicht ergehen wie der Heimbewohnerin, die abends auf dem Kopfkissen ein Betthupferl vorzufinden hoffte, so wie sie das aus Übernachtungen im Hotel kannte.

Der Wunsch wurde ihr verwehrt, weil doch – und das sollte sie bitte einsehen – ihre Blutzuckerwerte zu hoch wären.

Die Dame hat sich dann selbst mit einem Betthupferl auf dem Kopfkissen überrascht. Später als ihre Demenz voran geschritten war, konnte man sie schlecht überreden, im Bett liegen zu bleiben. Sie suchte ihr Betthupferl. Und niemand kam auf die Idee, ihr eines hinzulegen.

Blutzuckerwerte sind in einer medizinisch orientierten Altenpflege scheinbar wichtiger als persönliche Vorlieben, selbst dann, wenn das Lebensende nahe ist. Verrückt, nicht wahr?

Woran liegt es eigentlich, dass niemand auf die Idee kam, der Dame ein zuckerfreies Betthupferl auf das Kopfkissen zu legen? Unachtsamkeit? Gedankenlosigkeit? Respektlosigkeit? Überheblichkeit?

Man darf aber auch mutig sein und morgens zum Frühstück auf ein Brot mit Schokoladenaufstrich bestehen. Oder auf ein Glas Sekt zur Belebung des Kreislaufs.

Hier ein möglicher Vorschlag für Ihre Lebensverfügung:

! **Es ist ausdrücklich erlaubt, mir das Frühstück ans Bett zu servieren. Ich werde niemanden für meinen dadurch begünstigten, beschleunigten körperlichen oder geistigen Abbau verantwortlich machen.**

Es kann Ihnen nämlich passieren, dass man Sie zum Frühstück aus dem Bett holt, weil man Ihnen eine drohende Immobilität ersparen will. Manchmal, so scheint es, hat das Recht auf Selbstbestimmung rasch ausgedient, weil eine scheinbar selbstverständliche Selbst-Verpflichtung zur Mobilität besteht.

? *Auf welche lieb gewordenen „schlechten" Angewohnheiten wollen Sie, liebe Leserin, lieber Leser nicht verzichten?*

____

____

____

____

____

Ein Herr, der sich das Trinken von Alkohol abgewöhnt hatte, hat eine ordentliche Sammlung von Spirituosen gut sichtbar in einer Vitrine stehen. Ich habe ihm zu folgender Niederschrift geraten:

Die Sammlung meiner Whiskyflaschen soll gut sichtbar neben meinem Pflegebett stehen. Man soll verhindern, dass ich aus den Flaschen trinke, aber man soll mich ab und zu an den Flaschen riechen lassen.

Wenn Sie nach Kuchen gelüstet, der nach altem Familienrezept zubereitet wurde, dann schreiben Sie:

Alle, die es gut mit mir meinen, dürfen mir selbst gebackenen Kuchen mitbringen. Die Gefahr einer Salmonelleninfektion nehme ich eigenverantwortlich in Kauf.

Als eine Tochter der Mutter in einer Pflegeeinrichtung selbst gebackenen Sahnekuchen mitbrachte, wurde die Tochter auf die Gefahr von Salmonellen hingewiesen und ihr nahe gelegt, auf solche Mitbringsel zu verzichten.

Leider hat sich durch die permanente Überwachung in den Pflegeeinrichtungen dort eine nicht immer begründete Angst und übertriebene Vorsicht entwickelt. Um nichts falsch zu machen, werden manchmal Grundrechte aus den Augen verloren. Natürlich dürfen Sie in Ihrem Zimmer im Pflegeheim essen und trinken, was Sie wollen – auch wenn es ungesund ist. Man muss nur manchmal darauf hinweisen.

Ich möchte, dass man mich zu meinen Lieblingsorten bringt und mich dort verweilen lässt. Meine Lieblingsorte, an denen ich ruhend und staunend verweilen möchte, sind:

- Große Baustellen
- Wochenmärkte
- Seeufer

Je älter ich werde, umso mehr geht mir der allgemeine Aktivierungswahn gegen den Strich. Ich bin nicht untätig, aber ich schätze Teilhabe mehr als Teilnahme. Ich muss nicht mehr überall mitmachen und immer teilnehmen.

Natürlich will ich teilhaben, also geachtet und beachtet werden. Aber die aktive Teilnahme überlasse ich lieber jüngeren Menschen.

Passivitäten schätze ich mehr als Aktivitäten und zu den Passivitäten zähle ich:

- Ruhe,
- Stille,
- Langsamkeit,
- Bedächtigkeit,
- Staunen,
- Verweilen,
- Stehenbleiben,
- Innehalten und
- Warten.

Wie entspannend ist es doch, vor dem Zaun einer großen Baustelle zu verweilen und die großen Kräne, Bagger und Lastwagen zu bestaunen! Einfach dem Treiben nur zusehen. So ähnlich wie früher die alten Damen und Herren, die im Fenster lagen und dem Leben zusahen, also teilhaben wollten, ohne teilzunehmen.

In Pflegeeinrichtungen beobachte ich im Eingangsbereich und vor Aufzügen oft alte Damen und Herren. Sie warten auf das, was an Leben an ihnen vorbeiläuft. Offenbar wollen sie (sich) die Zeit nicht vertreiben, sondern die Zeit erleben.

Im Alter, so scheint es mir, wird man vom Tick-Tack-Menschen, der Zeit verbraucht, zum Erlebniszeit-Mensch, der die Zeit vorüberziehen lässt.

Da aber diese Form des Zeiterlebens vielen jungen Menschen, die sich um die Alten kümmern wollen, eher unnütz und trostlos wie vertane Zeit vorkommt, machen diese den alten Menschen Beschäftigungsangebote. Sie sind überzeugt, dass derjenige, der rastet, auch rostet – und übersehen, dass der Rost die Alterspatina sein kann, die den Menschen zusammenhält.

Ich jedenfalls will, wenn ich abgebaut habe, nicht beschäftigt und aktiviert, sondern verwöhnt werden.

Deshalb biete ich dem Betreuungs- und Pflegepersonal an, mich zu einer Baustelle, zum Wochenmarkt oder zu einem See zu fahren. Dann haben sie was zu tun und zu dokumentieren, können ihre Beschäftigungsmaterialien eingepackt lassen und mir eine Freude bereiten. Natürlich sollten sie nicht vergessen, mich von der Baustelle abzuholen.

Es kann natürlich gut sein, dass Sie im Gegensatz zu mir zu den Menschen gehören, die lieber aktiv sind, und das vorzugsweise in der Gemeinschaft. Dann sollten Sie schreiben:

! Ich möchte so selten wie möglich alleine sein. Egal, was unternommen wird, ich möchte dabei sein. Niemand muss sich fragen, ob mir das Angebot Freude bereitet. Es reicht mir, unter Menschen zu sein.

Oder:

! Man soll mich einmal in der Woche auf ein Trimmrad setzen und notfalls, wenn ich meine Bewegungen nicht mehr koordinieren kann, fixieren.

Beachten Sie aber, dass der Wunsch nach Fitness, Geselligkeit und Beschäftigung meinen Beobachtungen zufolge im hohen Alter nachlässt.

Wenn Ihnen die Gelegenheit zur Teilnahme an einem Seminar „Instant Aging“ geboten wird, nutzen Sie die Möglichkeit. Mit präparierten Kleidungstücken, Brillen, Binden, Handschuhen oder Erbsen in den Schuhen können die Einschränkungen des Alters unmittelbar erlebt werden. Danach sind Sie wahrscheinlich ein wenig demütiger, was das Aktivsein im hohen Alter betrifft. Möglicherweise ändern Sie Ihren Wunsch, auf ein Trimmrad gesetzt zu werden, und Sie denken über eine Alternative nach.

! Man soll mich so oft wie möglich in ein Fitnessstudio fahren, auch wenn ich keine Geräte mehr benutzen kann. Ich werde Freude an den Übungen der jungen Menschen haben.

Ein Bekannter von mir wünscht sich zum Beispiel, auf eine Autobahnbrücke gesetzt zu werden, damit er rasende Autos beobachten kann. Einer Bekannten würde es reichen, wenn man sie gelegentlich vor ein Schuhgeschäft stellen würde.

Ein Mann war sein Leben lang von Schlachthöfen fasziniert.

Ich möchte einmal im Jahr zu einem Schlachthof gefahren werden. Sollte dies nicht möglich sein, will ich im Großmarkt zu den Fleischständen gefahren werden.

Auf keinen Fall soll man mich zu einem Ausflug in die Natur mitnehmen.

Wer das bunte Treiben in der Stadt nicht vermissen möchte, kann auch notieren:

Wenn ich kein Zimmer mit Blick auf die Straße habe, wünsche ich regelmäßig zu einer überdachten Haltestelle der Straßenbahn/des Busses gefahren zu werden, damit ich dem Treiben zusehen kann.

Ein Ehepaar, das während des Erwerbslebens jedes Wochenende auf dem Campingplatz verbracht und im Ruhestand dort dauernd gelebt hatte, wünschte sich:

An schönen Tagen wollen wir auf einen Campingplatz gebracht werden. Wir wollen dort sitzen und einfach nur gucken. Für eine Grillwurst wären wir dankbar.

Mir ist übrigens nicht einsichtig, warum Menschen, die ihren Ruhestand im Wohnwagen verbrachten, nicht in ihrem Wohnwagen gepflegt werden können. Sie könnten doch festhalten:

Ich werde nur einen ambulanten Pflegedienst akzeptieren, der bereit ist, zu mir in meinen Wohnwagen zu kommen. Bei schönem Wetter will ich im Vorzelt gebadet werden.

Denken Sie auch über Sehnsuchtsorte nach, jedenfalls über solche, die man mit Ihnen realistischerweise aufsuchen kann.

Als ich in einer Tagespflege über Liebe im Alter sprach, äußerte eine Dame den Wunsch, an das Grab ihres verstorbenen Liebhabers gefahren zu werden. Die Erinnerung an ihn erfüllte sie offensichtlich mehr, als die an ihren Ehemann. Das kann natürlich heikel sein, den Namen des Liebhabers zu notieren. Bei diesem Wunsch ist es wahrscheinlich angebrachter, nicht den Partner oder die Kinder zum Sachwalter seiner Lebensverfügung zu bestellen. Die Lösung dieses Problems überlasse ich Ihnen.

! Ich will zu den Heimspielen von Borussia Mönchengladbach gegen den 1.FC Köln gefahren werden, auch dann, wenn ich nichts mehr sehe und kaum noch etwas höre.

Nicht jeder oder jede wird wie ich ein leidenschaftlicher Fußballer und Fußballfan sein. Der eine oder die andere wird eher eine Vorliebe für Musik- und Theateraufführungen haben.

Auch im Theater- oder Konzertsaal wird man trotz Behinderungen die Atmosphäre erleben können. Mir läuft jedes Mal ein Schauer über den Rücken, wenn 50 000 Menschen im Stadion ein Tor feiern. Es kann doch sein, dass ein Musikliebhaber eben diesen Schauer erlebt, wenn im Konzertsaal der Applaus zur Ovation wird.

? Wo und wodurch werden Sie von Stimmungen getragen? Was lässt Ihre Haut kribbeln, die Schmetterlinge in Ihrem Bauch tanzen?

Als Rheinländer kann ich nicht anders; bei Karnevalsveranstaltungen muss ich schunkeln. Während der tollen Tage ist es für mich immer wieder beglückend und für Nicht-Rheinländer sicher befremdlich, wenn pflegebedürftige Menschen, die kaum noch die Welt um sich herum erfassen, mit der Narrenkappe auf dem Kopf schunkeln und lächeln.

Wenn Sie kein Rheinländer sind und damit rechnen, im Alter in die Nähe Ihrer Kinder, die sich im Rheinland niedergelassen haben, zu ziehen, halten Sie fest:

! **Ich möchte auf keinen Fall an den Karnevalstagen eine Pappnase oder einen Hut aufgesetzt bekommen.**

In Ihrer Region gibt es bestimmt auch Bräuche, die Sie bewegen und berühren – oder auch nicht.

Der Münsterländer mag vielleicht die Stimmung in einem Schützenfestzelt.

Bedenken Sie auch, dass nicht nur die heute Alten, sondern viele von uns, die in den nächsten Jahren gebrechlich und pflegebedürftig werden, religiös erzogen wurden. Der Besuch einer Messe, eines Gottesdienstes kann, auch wenn man kein Kirchgänger mehr ist, tiefe Gefühle auslösen. Wenn Sie derartige Gefühle ausschließen, verfügen Sie, dass man Sie nicht mit in die Andacht nimmt. In kirchlichen Häusern sind Andachten und Gottesdienste schon mal sehr beliebt, weil diese am Wochenende, wenn wenig Personal vorhanden ist, als Beschäftigungsangebot gelten.

Wenn Sie gerne hier und da am tatsächlichen kulturellen oder religiösen Leben teilhaben wollen und nicht nur an dem Leben, das man in die Pflegeeinrichtungen hinein holt, dann verfügen Sie das. Vielleicht berücksichtigen Sie mögliche Einschränkungen.

! Wenn mein Lieblingstheaterstück in dem naheliegenden Theater aufgeführt wird, möchte ich dabei sein. Sollte meine Aufmerksamkeit nicht von langer Dauer sein, reicht mir auch die Anwesenheit während eines Aktes. Wenn ich mir angewöhnt habe, ständig zu reden, zu singen oder andere Geräusche zu erzeugen, reicht mir die Teilnahme an den Proben.

Für den Fall, dass ein Transport überhaupt nicht mehr möglich ist, sollte man eine Liste von Musikstücken, Hörspielen, Hörbüchern, Filmen notieren, die man für Sie abspielen soll.

Scheuen Sie sich nicht, scheinbar banale Wünsche zu äußern:

> **!** Bei der morgendlichen Toilette möchte ich folgende CD hören oder sehen: ...

Kunstverliebte, die auf Dauer bettlägerig sind, wünschen sich möglicherweise ein Bild oder eine Skulptur, das oder die sie betrachten können, wenn sie gewaschen werden oder wenn sie über mehrere Stunden alleine sind. Das erfreut sie sicher mehr, als wenn die Pflegerin nach der morgendlichen Pflege den Fernsehapparat anschaltet und sie mit den unsäglichen Vormittagsfilmen alleine lässt. Man müsste es aber erwähnen, denn der Fernsehapparat wird gerne aus Barmherzigkeit angeschaltet. Dann fühle sich der alte Mensch in seinem Bett nicht so alleine, wird gerne als Argument vorgetragen.

Entscheiden Sie selber, was Sie bevorzugen. Fernsehsendungen oder:

> **!** Man soll aus der Sammlung meiner Drucke wöchentlich einen anderen Druck so aufhängen, dass ich mich vergewissern kann, dass noch alle Drucke in meinem Besitz sind.

Gleiches ist natürlich für die unterschiedlichsten Sammelobjekte (Puppen, Keramik, Bücher, Münzen, Schmuck) denkbar.

Ich für meinen Teil wünsche mir einen fußballbegeisterten Pfleger, einen, der weiß, dass ich schimpfen muss, wenn meine Lieblingsmannschaft schlecht spielt und dass meine Stimmung abrupt in Freude umschlägt, wenn sie dennoch ein spätes Tor schießt. Als Fußballer schätze ich auch eine direkte, unkomplizierte Sprache. Wenn mein Pfleger meint, es würde höchste Zeit, mich aus dem Bett zu holen und ich das nicht einsehe, wird er zu mir sagen dürfen: „Ich lasse dich auf keinen Fall in der Scheiße liegen."

Bei dem Mitarbeiter eines Pflegedienstes würde ein solcher Satz zur unmittelbaren Kündigung führen. Ich aber mag solche Kraftausdrücke, denn ich höre weniger auf die Wortwahl als vielmehr auf den Tonfall, besonders, wenn ich den Sinn der Worte nicht mehr verstehe.

Außerdem könnte ich dem jungen Mann nach seiner Ansage eine entspreche Lektion erteilen: „Wahrscheinlich willst du auch noch die Fahne von Schalke 04 hissen."

Ich sehe aber ein, dass diese Wortwahl bei einer kunstverliebten Oberstudienrätin auf wenig Gefallen stößt und vollkommen unangebracht ist.

! *Ich lasse mich gerne verwöhnen. Manchmal ist mir alles zu mühselig, dann will ich noch nicht mal meinen Arm heben um zu essen. Ich werde es genießen, wenn man mich an solchen Tagen liebevoll füttern wird.*

Die Vorstellung nicht mehr selbständig essen und trinken zu können, mag für viele schrecklich sein. Dennoch dürfen Sie mir glauben, wenn ich behaupte: Es kann sehr angenehm sein, gefüttert zu werden.

Meine Oma fütterte mich zum Beispiel, damit ich während des Essens mit meinen Spielzeugautos über den Tisch fahren konnte. Später klopfe ich möglicherweise gerne mit der Hand auf den Tisch, während man mich füttert.

Meine Frau fütterte mich im letzten Urlaub. Ihr Dessert war so lecker, dass sie mich unbedingt probieren lassen wollte. Sie hielt mir den Löffel mit einem Bissen vor den Mund und als ich Anstalten machte, den Löffel in die Hand zu nehmen, winkte sie ab. Sie wollte mich füttern, weil sie mich liebte – jedenfalls in dem Moment.

In der Pflege füttert man nicht gerne. Professionelle „reichen das Essen an", aber auch das nur widerwillig, denn oberstes Ziel einer professionellen Pflege ist es, die Selbständigkeit eines alten Menschen zu erhalten. Verwöhnen steht nicht auf dem Programm. Also muss ich rechtzeitig verlangen, wenigstens mal zwischendurch alt sein, mich schonen und die Alltagsmühe einem anderen übertragen zu dürfen oder meine Hände anderen Dingen als dem Besteck zu widmen. Man will ja schließlich nicht immer funktionieren. Ich halte es für durchaus angebracht, wenn ich meine Suppe selbständig löffele, aber beim Hauptgang meinen alten, armen, kranken Arm schonen will und mich füttern lasse. Auf die üblichen Belehrungen, artig zu sein und meine Selbständigkeit zu trainieren, kann ich gut verzichten:

„Nehmen Sie den Löffel!"

„Versuchen Sie mal!"

„Sie schaffen das!"

„Einen Löffel!“

Die Nachspeise verleibe ich mir dann wieder selber ein. Dann hat sich mein Arm erholt und ist wieder gesund und kräftig, oder ich habe genug getrommelt.

Pflegende halten meistens nicht viel von wechselhafter Flexibilität. Sie interpretieren diese gerne als Willkür. Wer selbständig essen kann, der soll das auch tun, denken Sie, und zwar immer und bei jedem Essensgang. So kann es passieren, dass sie Selbständigkeit und Selbstbestimmung durcheinanderbringen und mit dem Verweis auf die Selbständigkeit das Recht auf Selbstbestimmung außer Kraft setzen.

Bestimmen Sie also rechtzeitig selbst, bei welchen Alltagsverrichtungen Sie selbständig sein wollen, bei welchen man sie unterstützen soll und bei welchen Sie auf die selbständige Verrichtung gerne verzichten. Zum Beispiel bei der Körperpflege, dem Ankleiden, den Beschäftigungsangeboten.

Vielleicht gehören Sie zu den Damen wie jene Bewohnerin, die von Kopf bis Fuß gewaschen und vollständig angekleidet werden will. Wie eine Prinzessin. Danach legt sie allergrößten Wert darauf, ihren Schmuck ohne Hilfe anzulegen, auch wenn das lange dauert und es ihr nicht leicht fällt. Genauso wenig überlässt sie einem anderen die Dosierung ihres Parfums. Trinken will sie ohne Hilfe, das Essen will sie angereicht bekommen.

Schreiben Sie es auf.

Denken Sie auch daran, dass Sie eines Tages nicht mehr in der Lage sein könnten, überhaupt noch irgendeine Alltagsverrichtung selbständig auszuführen. Gelenke können in einem Maße versteifen, dass es Ihnen nicht mehr gelingen will, Speisen oder Getränke zum Mund zu führen.

Was ist Ihnen in dieser Lage wichtig?

Vielleicht geht es Ihnen wie mir. Ich mag lieber kleine frische Portionen als ein komplettes Mittagessen, für dessen Verabreichung die Pflegerin 20 oder 30 Minuten braucht. Die letzten Bissen sind gegen Ende der Fütterung schon kalt. Dann notieren Sie:

! Ich mag keine großen Essensportionen. Ich möchte deshalb nicht das komplette Frühstück, Mittagessen oder Abendbrot vor mir stehen haben. Man soll mir kleine, aber frische Portionen anreichen und mir zwischen den Portionen eine Pause gönnen.

Vermutlich kommt dieser Wunsch auch den Pflegenden entgegen, denen es schwer fallen dürfte, 20 oder 30 Minuten bei mir zu sitzen und geduldig zu warten, bis ich für den nächsten Bissen bereit bin.

! Wenn ich beim Essen und Trinken kleckere, ist das in Ordnung. Ich bin es gewohnt, meine Kleidungsstücke nach einmaligem Tragen in die Wäsche zu tun.

! Wenn es mit meiner Kleckerei allzu schlimm wird, soll mir der Schlabberlatz erst unmittelbar bevor ich esse angelegt werden. Wenn ich das Essen beendet habe, soll er sofort entfernt werden.

In der Altenpflege wird der Schlabberlatz als „Kleiderschutz" bezeichnet. Das soll würdevoller klingen. Aber wie so oft verändert eine neue Wortwahl nicht das Verhalten. Viel zu oft wird der Kleiderschutz aus Nachlässigkeit oder Bequemlichkeit nach Beendigung der Mahlzeiten nicht entfernt.

Wenn ich mit den Fingern esse, will ich nicht aufgefordert werden, Löffel, Messer oder Gabel in die Hand zu nehmen. Es reicht mir, wenn man vorher meine Hände wäscht.

Ich liebe zauberhafte und poetische Momente, und ich liebe erotische Augenblicke. Man darf mich ungefragt berühren, drücken, mit mir schmusen, kuscheln und zärtlich sein. Ich werde das auf keinen Fall als übergriffiges Verhalten deuten.

Wahrscheinlich denken viele, dass Erotik und Pflegebedürftigkeit nicht zusammenpassen.

Da bin ich entschieden anderer Ansicht.

Denken Sie daran, dass es bei Erotik nicht um Sexualität geht. Es geht um Zauber, Poesie, Zärtlichkeit, Sinnlichkeit und wahrscheinlich auch um ein bisschen Verliebtheit. Ein Blick, der alles andeutet, aber nichts verspricht, ein Moment, der einem zeigt:

Jetzt bist du der wichtigste Mensch auf der ganzen Welt.

Und von „Eros“ also „Liebe“ kann man nie genug bekommen. Ein bisschen Feenstaub kann einem auch und gerade als Pflegebedürftigen über den Tag helfen.

Da lebt ein alter Mann in einem Pflegeheim und er vergisst schon mal, dass er sich waschen soll, und er vergisst auch meistens, wo sich die Toilette befindet. Er vergisst aber niemals, dass er nach Hause will und auch nicht, dass er ein alter Charmeur ist.

Nachdem man ihn erinnert hat, sich zu waschen und ihm dabei ein wenig zur Hand gegangen ist, betritt er den Frühstücksraum. Dort sagt er zu der jungen Frau, die für das Frühstück zuständig ist:

„Guten Morgen, schöne Frau."
Die junge Frau fragt:
„Wurst oder Käse?"
Schwupps, ist der Zauber verflogen.

Mir und sehr wahrscheinlich auch diesem Herrn würde es genügen, wenn die junge Frau das Kompliment aufgegriffen und beispielsweise erwidert hätte: „Mit Ihnen könnte ich glatt durchbrennen."

Da Erotik wie im öffentlichen Diskurs generell auch in der Pflege nahezu ausschließlich unter dem Missbrauchsaspekt diskutiert wird, verzichtet die junge Frau auf ein Gegenkompliment. Warum? Weil sie das Aufgreifen der amourösen Annäherung für unangebracht hält? Weil sie nicht sicher ist, ob sie die Avancen erwidern darf? Oder weil sie als psychiatrisch qualifizierte Fachkraft bei dem erotisch angeregten Herrn keinen manischen Schub auslösen will? Wie auch immer. Anstatt Feenstaub zu verbreiten, hält sich die Mitarbeiterin vorsichtshalber an dem Brotbelag fest.

Schade.

Eine dem Leben zugewandte Fachkraft hätte wahrscheinlich gewusst, dass sie mit einer erotisch gefärbten Erwiderung dem Tag einen Schub in eine angenehme Richtung gegeben hätte.

? Ich rate Ihnen also, Ihre erotischen Vergnügungen, die natürlich nicht zu Lasten anderer gehen dürfen, zu notieren.

Damit verbinde ich die Hoffnung, dass Mitarbeiter und Mitarbeiterinnen ermutigt werden, ihrer Lust am Liebhaben keinen Zwang antun. Es arbeiten nämlich in der Pflege viele Menschen, die in Liebesdingen erfahren sind und mit amourösen Andeutungen souverän umgehen können. Sie müssten nur die Gewissheit haben, dass ihre verbalen und körperlichen Liebkosungen nicht als Übergriff gedeutet werden. In meinem Falle wüssten sie Bescheid.

Sie müssten es notieren, wenn Ihnen keiner mit Liebkosungen zu nahe rücken darf – was ich mir aber nicht vorstellen will.

Eine Dame sagt: „Einen jungen hübschen Mann würde ich auch nicht von der Bettkante stoßen."

In diesem Falle wüsste der Pfleger, dass er der Dame schöne Augen machen oder sich auf einen Flirt einlassen darf. Der Pfleger, der seine Wirkung als „hübscher junger Mann“ überschätzt, müsste eine Missachtung verdauen.

Nach der Lektüre des Romans „Die Träumerin von Ostende“ (Eric-Emmanuel Schmitt, Fischer Taschenbuch, Frankfurt/M. 2014), in dem eine alte körperbehinderte Frau ihrem Gast die Geschichte ihrer großen, aber nicht erfüllten Liebe beichtet, habe ich mich zu einer oft weinenden, an Parkinson erkrankten Dame gesetzt und mir vorgestellt, dass sie in mir das Abbild ihrer Träume sieht. Es funktionierte. Nach mehreren zögerlichen Blicken, lächelte sie. Wenn sie mich nach dieser ersten Begegnung sah, hüpfte, so glaube ich, ihr Herz. Ich habe sie ein wenig warten lassen und bin dann zu ihr gegangen. Die Spiele der Erotik scheinen unabhängig vom Alter und vom Gesundheitszustand zu funktionieren.

Das Liebhaben kann man natürlich nicht verordnen, aber zumindest sollte man doch Vorkehrungen treffen, dass es nicht verhindert wird, weil eine unsachgemäße, übertriebene „professionelle Distanz“ zu den alten Menschen gefordert wird.

? Kennen Sie Ihre erotischen Gelüste und Vorlieben?

Bestimmt. Scheuen Sie sich nicht, sie aufzuschreiben und sie mit dem Hinweis „Erst öffnen, wenn ich nicht mehr weiß, was ich geschrieben habe." zu hinterlegen.

Ich mag es, wenn man mit mir flirtet, wenn man mir einen Blick zuwirft, der alles andeutet und nichts verspricht.

Ich mag es, wenn man mich an den Schultern, an den Füßen sanft massiert.

Ich mag es, wenn sich Mitarbeiter/Mitarbeiterinnen für mich hübsch machen. Ich habe deshalb einen Geldbetrag hinterlegt, aus dem sie sich bedienen können, um Kosmetika oder Accessoires zum Aufhübschen der langweiligen Pflegekittel zu kaufen.

Oder:

! Ich genieße verbalerotische Andeutungen. Wenn mir eine einfällt, soll man sich darüber freuen und mir ein verständnisvolles Lächeln oder einen verschwörerischen Blick zuwerfen.

Oder:

! Ich habe eine Liste mit Filmen zusammengestellt, die ich gerne anschaue, wenn ich nicht schlafen kann.

Was die Dame, die diesen Wunsch äußerte, nicht vermerken wollte, war, dass sie es auf zwei Schauspieler, die in den Filmen mitwirkten, abgesehen hatte. Beide erzeugten jedesmal ein wunderbares Kribbeln in ihrem Körper.

Wenn Sie mehr als Erotik wollen, dann wird es schwierig. Insbesondere für die Damen. Ihre sexuellen Wünsche werden ihnen eher nicht erfüllt.

Bei Herren bietet sich schon mal eine Möglichkeit, weil immer häufiger Sexualassistentinnen ihre Dienste für Pflegebedürftige anbieten.

Aber denken Sie daran: Auch während der gesunden Tage hat man sexuelle Fantasien und Wünsche, die man sich nicht erfüllt. Verzichten Sie lieber darauf, Ihre sexuellen Fantasien aufzuschreiben. Die bleiben Ihnen sowieso erhalten, und damit Ihr alleiniges intimes Vergnügen. Der Wunsch eines Herrn lässt sich dagegen realisieren:

Ich möchte, wenn ich im Beisein von Pflegerinnen onaniere, in Kontakt zu einer Sexualassistentin gebracht werden. Ich habe für solche Zwecke ein Konto eingerichtet, über das mein Betreuer verfügen kann.

Ich glaube zwar nicht, dass ich eine Erektion bekomme, aber die Zärtlichkeit und das Erleben der Weichheit einer Frau machen mich glücklich.

Damen haben sicherlich ein vergleichbares Verlangen nach dem Austausch von lustvollen Zärtlichkeiten. Aber bisher kenne ich noch keine männlichen Sexualassistenten für weibliche oder homosexuelle Pflegebedürftige.

Ich will, dass die Steine, die ich auf meinen Urlaubsreisen gesammelt habe, einen Ehrenplatz erhalten, damit ich sie immer sehen und betasten kann, wenn mir danach ist.

Es gibt Gegenstände, von denen man sich niemals trennen würde. Max Frisch hat zwar mal den Rat gegeben, sich genau von diesen Dingen zu trennen, um sich schon mal auf den endgültigen Abschied, den Tod, vorzubereiten. Aber das gefällt mir nicht.

Von der Uhrkette, die meine Oma meinem Opa zur Hochzeit schenkte und die mir vererbt wurde, werde ich mich zu Lebzeiten nicht trennen. Darin lebt mein Großvater jetzt schon über 100 Jahre weiter und das Enkelkind, dem sie nach meinem Tod zufällt, wird dann eine sehr lange Familiengeschichte übernehmen und weitertragen können. Ich glaube übrigens, dass die Uhrkette nicht viel Wert hat. Aber auf den materiellen Wert kommt es nicht an.

Die Steine aus dem Urlaub sind mir genauso wertvoll. Mit jedem ist ein Urlaubserlebnis verbunden. Deshalb betrachte ich sie manchmal, wenn eine Urlaubsstimmung über mich kommt.

Fremde, ja selbst die eigenen Kinder, wissen meist nicht um die Bedeutung, die man Gegenständen zumisst. Man sollte die Wichtigsten unbedingt in der Lebensverfügung auflisten, damit sie später, wenn Platz für das Inkontinenzmaterial oder die Pflegedokumentation benötigt wird, nicht unter die Räder kommen.

Steine zum Beispiel haben für mich etwas Magisches. Meine Frau wollte zu Lebzeiten im Toten Meer schwimmen. Das hat sie nicht geschafft. Nach ihrem Tod habe ich den Wunsch für sie nachgeholt und einen kleinen Stein mitgebracht, der jetzt auf ihrem Grab liegt. Dieser Stein darf auf keinen Fall entfernt werden.

Fotos gehören sicherlich auch zu den Gegenständen, die man nicht entsorgen kann. In meinem Falle sind das nicht die Familienfotos und die Bilder der Kinder und Enkelkinder, die den alten Menschen in Pflegeeinrichtungen an die Wand gehängt werden. Diese werden sowieso nicht mehr wahrgenommen und dienen nur den Mitarbeitern und Besuchern, sich ein Bild von dem Menschen in seinen „guten" Zeiten zu machen.

„So war er mal."

Ach, das ist doch nicht so wichtig, wie ich mal war.

Jetzt bin ich so, wie ich bin.

Ein Mensch.

Ich mag lieber Fotos mit komischen Situationen, die mich zum Schmunzeln bringen.

Bei einem alten Herrn sah ich das Foto eines Schauspielers mit Autogramm. Welche Träume er damit wohl verband?

Autogramme habe ich nie gesammelt, aber ein Foto von Hans Schäfer, meinem Fußballidol aus der Kindheit, hätte bestimmt einen Ehrenplatz. Oder ein Foto mit Autogramm von Connie Francis, meiner ersten Liebe, die mich in den 1950er Jahren auf der Raupenbahn zum Träumen brachte. Das Lied „Schöner fremder Mann" darf man mir gerne vorspielen. Julie Driscoll als Foto und ihr Lied „Light my fire" wären auch willkommen.

Auch Kleidungsstücke können zu den bedeutsamen Gegenständen gehören. Ein bestimmtes Kleid, das auf einem Ball getragen wurde, ein Hut, oder die weiße Bluse, die eine Dame sonntags unbedingt anziehen möchte.

! **Wenn ich an Feiern teilnehme, will ich als Dame erscheinen. Zur Kleidung gehört unbedingt der blaue Hut und mein Blazer.**

Es darf übrigens nicht übersehen werden, dass nicht nur Menschen, sondern auch Gegenstände erotische Gefühle auslösen.

? Welche Gegenstände lösen bei Ihnen Empfindungen aus, machen Sie versonnen, beglücken Sie?

Ich zum Beispiel hatte meine ersten erotischen Erlebnisse als kleiner Junge mit Glanzbildern von Märchenfiguren und Engeln. Je mehr Glitter, umso besser. Deshalb wird man mir eine große Freude mit Glanzbildern bereiten können. Man müsste sie, wenn ich Trübsal blase, so deponieren, dass ich mit meinen Fingern über sie streicheln kann.

Eine Bekannte, mit der ich über meine Lebensverfügung sprach, sagte:

„Eine rote Rose versetzt mich in Schwingungen.

Man darf mich jederzeit mit einer roten Rose überraschen.

Wenn gleichzeitig Hildegard Knef singt ‚Für mich soll's rote Rosen regnen' kann ich an diesem Tag auf weitere Aufmerksamkeiten verzichten."

Oder:

Wenn ich das Tafelsilber putze, bin ich vollkommen bei mir. Ich weiß nicht, was es ist, aber es befriedigt mich. Wenn ich unruhig bin, soll man mir ein Silberbesteck und ein Putztuch anbieten.

Gestatten Sie mir einen Tipp. Notieren Sie zusätzlich, dass Sie nicht zum Putzen aufgefordert werden, wenn Sie das Besteck nur festhalten.

! Sollte ich nach einem Schlaganfall meine Arme und Hände nicht mehr bewegen können, will ich, dass man mir abends eine Zigarre zum Mund führt und mir die Gelegenheit verschafft, ein paar Züge zu machen.

Ich war mal ein starker Raucher und habe mir vorgenommen, mit dem Rauchen wieder anzufangen, sobald der Lungenkrebs keine Chance mehr hat, mich vor dem Tod einzuholen.

Es muss doch toll sein, wenn man mir eine Zigarre an den Mund hält. Ich werde dann ein paar Züge machen, und dabei die erfüllten Träume meines Lebens inhalieren. Die nicht erfüllten paffe ich einfach weg.

Ich will dann so sein wie mein Großvater, der für mich das ideale Bild eines alten Mannes, der ich werden will, verkörpert. Dicker Bauch, Weste und Kette mit Uhr in der einen Westentasche und Zigarrenabschneider in der anderen. Seht her: Ich bin ein alter Mann, und bald bin ich nicht mehr da, aber bis dahin lebe ich. Ich ruhe in mir, bin mir meiner Vergänglichkeit bewusst, besitze eine Lebenssattheit und habe meinen Frieden mit den Menschen und der Welt geschlossen, ich genüge mir selbst.

Leider werden die modernen Rauchmelder meinem abendlichen Vergnügen wohl im Wege stehen.

Die zunehmend um sich greifenden technischen Kontrollen machen es immer schwerer, sich seine Wünsche erfüllen zu lassen. Einer Dame, die zum Einschlafen eine brennende Kerze auf dem Nachttisch wünschte, empfahl man, es lieber mit Schlaftabletten zu versuchen. Sie hätte einen Sachwalter ihres Wunsches gebraucht. Der hätte dann vorgeschlagen, dass die Betreuerin, die in der Einzelbetreuung eine sensorische Deprivation verhindern soll, sich stattdessen die Zeit nimmt, abends neben dem Bett auf die Kerze aufzupassen.

Mir wäre, wie gesagt, eine Zigarre, an der man mich vor dem Einschlafen genussvoll ziehen ließe, am liebsten. Und ich bin ganz sicher, dass sich ein Betreuer findet, der bei mir bleibt, um auch eine Zigarette zu rauchen. Während meines Klinikaufenthaltes war ich noch nicht soweit, wieder mit dem Rauchen anzufangen, obwohl es kein Problem gewesen wäre. Im Außenbereich waren wetterfeste Raucherzonen eingerichtet. Schwieriger war es mit meiner Lieblingsschokolade. Sie war nicht zu bekommen und wegen der Pandemie war wohlmeinenden Besucherinnen und Besuchern der Zutritt verwehrt.

? Zweifellos gibt es noch viele andere Genüsse, mit denen man den Tag beenden kann:

____

____

____

Ich wünsche mir abends ein Fußbad, in denen sich meine müden Füße erholen können.

Oder:

Wenn man mich ins Bett gelegt hat, soll man zum Abschluss meine Zehen sanft bewegen. An jedem Abend abwechselnd den linken und dann den rechten Fuß.

Oder:

Wenn der Tag vollbracht ist, möchte ich mich über alles, was mir nicht behagt hat, beklagen. Ich muss mich einfach entladen. Die Pflegerinnen und Pfleger sollen sich mein Lamento anhören, aber nicht kommentieren. Ich brauche keine Belehrungen und Beschwichtigungen, sondern einen „Blitzableiter“. Ich weiß, dass ich unangenehm sein kann. Sehen Sie es mir nach, und schieben Sie mein Gezeter auf mein Alter. Für irgendwas muss das Alter ja gut sein.

Für einen alten Herrn habe ich aufgeschrieben:

Zum Abschluss des Tages bestehe ich auf einer heißen Brühe.

Essen und Trinken sind der Sex des Alters, heißt es. Na ja, bewiesen ist das nicht. Aber den Mahlzeiten kommt eine wichtige Bedeutung zu, solange die Geschmacksnerven bei der Nahrungsaufnahme und die Organe bei der Verdauung mitspielen.

Ich bestehe auf einem kleinen Glas Wein zum Mittagessen, auch für den Fall, dass meine Leberwerte keinen weiteren Tropfen Alkohol zulassen wollen. Es muss allerdings Weißwein sein, weil ich in letzter Zeit merke, dass mich Rotwein zu sehr besoffen macht.

Später ist die Nahrungsaufnahme eher eine Pflichtübung. Wenn es soweit ist, kommt es mehr auf die Art und Weise an, wie einem das Essen und das Getränk angereicht und präsentiert wird. Man will dann zur Nahrungsaufnahme verführt werden. Ein Glas Wein neben dem Teller mit der passierten Kost würde mir auf jeden Fall die Nahrungsaufnahme erleichtern.

Ich fände es auch sehr zuvorkommend, wenn man meine Speisen ein wenig verzieren würde, mit einem Zweig Rosmarin, einem Minzeblatt oder auch mit einer Frucht, je nachdem.

? Verführerisch und anregend sollen die Mahlzeiten und ihre Darreichung schon sein. Schreiben Sie auf, worauf Sie Wert legen.

Eine Dame hatte bewusst Teller von unterschiedlichem Geschirr mit ins Heim gebracht. Sie liebte das blumenverzierte Steingut unter der Woche und das goldumrandete Porzellan am Sonntag. Die Speisen waren ihr nicht so wichtig. Gegessen werden musste, aber wenn, dann stilgerecht.

Ein Herr hatte seine silbernen Serviettenhalter mitgebracht. Da er keine Lebensverfügung geschrieben hatte, blieben sie ungenutzt in einer Schublade liegen. Und statt Stoffservietten bekam er Papierservietten. Die wollte er nur zum Naseputzen benutzen.

? Worauf legen Sie bei den Mahlzeiten Wert? Was gehört bei Ihnen zur Essenskultur? Oder stören Sie sich eher an Tischdekoration?

Überlegen Sie auch, was Ihnen wichtig ist, wenn Sie nur noch passierte Kost zu sich nehmen können oder auf hochkalorische Nahrung angewiesen sind. (Denken Sie jetzt nicht darüber nach, dass Sie spätestens dann tot sein wollen. Das werden Sie nicht sein.)

Wenn ich hochkalorische Kost verabreicht bekommen muss, soll mir der Brei in einem Weinglas serviert werden.

Ich muss sagen, dass ich gegen einen kleinen Aperitif als Appetitanreger vor der Mahlzeit auch nichts einzuwenden hätte. Sollte er sich mit der Vielzahl meiner Medikamente nicht vertragen, ziehe ich es vor, die Anzahl meiner Medikamente zu reduzieren.

Niemand muss sich wegen meiner Vorliebe für alkoholische Getränke Sorgen machen, denn sollte ich bis dahin kein Alkoholiker sein, werde ich es auch nicht mehr.

Es kann nicht schaden, rechtzeitig seine Lieblingsspeisen und Getränke durchzugehen. Da die Lieblingsspeisen aus der Kindheit heute oft nicht mehr bekannt sind, wäre es auch gut, das Rezept mit der besonderen Note für die Zubereitung beizufügen.

Ich kann zum Beispiel bei Wurst und Käse nicht auf Senf verzichten und bei Reibekuchen muss auch Rübenkraut in ausreichender Menge vorhanden sein.

Ich esse gerne ein Frühstücksei, am liebsten mit viel Mayonnaise. Man darf mir niemals ein Ei mit einem Eierlöffel aus Plastik reichen. Geschirr aus Plastik finde ich ekelhaft.

Machen Sie sich bewusst, dass Mahlzeiten bei Gebrechlichkeit und Pflegebedürftigkeit nicht länger Bestandteil einer gesunden Lebensführung sind. Irgendwann muss Schluss damit sein, auf seinen Körper und seine Organe Rücksicht zu nehmen.

(Das dürfen Sie natürlich anders sehen.)

! Ich habe ein paar Angewohnheiten, auf deren Einhaltung ich nicht verzichten will. So will ich, dass man mir morgens, wenn man mich aus dem Bett geholt und auf den Nachtstuhl gesetzt hat, die Tageszeitung reicht. Ich möchte, dass man mir die Zeitung auch dann reicht, wenn ich sie nicht mehr lesen kann.

Gewohnheiten sollte man auf gar keinen Fall unterschätzen. Sie geben Sicherheit, Geborgenheit. Man will ja schließlich im Alter sein Leben nicht jeden Tag neu anfangen müssen. Auf irgendetwas muss man sich ohne nachzudenken verlassen können. Wenn ich morgens aufstehe und die Tageszeitung liegt nicht im Briefkasten, weiß ich, dass der Tag nicht gut enden wird, weil ich schon schlecht gelaunt die Toilette ohne Zeitung aufsuchen muss. Man will doch, bevor man den Tag begrüßt, nochmal nachlesen, was man abends zuvor in der Tagesschau gesehen und gehört hat.

Ich lege mit meiner Lebensverfügung ausdrücklich fest, dass man mir die Zeitung auch dann reicht, wenn ich sie nicht mehr lesen kann, weil ich blind bin oder nichts mehr verstehe. Während ich auf meine Verdauung warte, will ich unbedingt eine Zeitung in der Hand halten. Das bin ich so gewohnt.

Ich muss die Zeitung nicht lesen, ich kann sie auch zerreißen, bearbeiten oder einfach festhalten. Aber haben will ich sie. Es muss auch nicht die aktuelle Zeitung sein.

Je älter ich werde, umso lieber werden mir meine Gewohnheiten, manchmal so sehr, dass sie meine unmittelbare Umgebung nerven. Aber so ist es nun einmal. Beim Frühstück nehme ich zuerst ein Brötchen mit Käse zu mir, dann eine Tasse Kaffee und zum Abschluss ein Buttercroissant, manchmal ohne alles, manchmal mit Marmelade, zur Zeit am liebsten Stachelbeermarmelade, aber das ändert sich, deshalb will ich die Sorte auch nicht in meiner Lebensverfügung festhalten.

? Gehen Sie in Gedanken Ihren Tagesablauf durch. Vielleicht sind Sie überrascht, wie streng Sie bestimmte Reihenfolgen einhalten. Schreiben Sie diese ritualisierten Handlungen auf. Sie können sehr nützlich sein, wenn Sie sich nicht mehr auf Ihren Verstand verlassen können und andere Ihnen den gewohnten Rahmen bieten müssen

Wenn ich wach werde, greife ich zuerst nach

Meine Morgentoilette läuft in der folgenden Reihenfolge ab: (Haare, Zähne, ..., Gesicht zum Schluss)

Vor dem Frühstück lege ich Wert auf

Bevor ich das Haus verlasse, kontrolliere ich

? Vor dem Essen bete ich.

? Ich habe immer einen Geldschein in der Tasche.

? Da ich abergläubig bin, habe ich natürlich einen Talismann. Mein Glücksbringer ist

____

? Ganz wichtig: Meine Tabletten, Tropfen nehme ich nur, wenn ich vorher getrunken habe, wenn ich

____

Ebenso wie die Zeitung, die ich nicht mehr lesen kann, brauche ich auch Bücher. Es geht, wenn ich dement bin oder mein Geist sich ausruhen will, nicht mehr darum, auf dem neuesten Stand zu sein oder mich in einen Roman zu vertiefen. Es geht um das Vergnügen, das sich einstellt, wenn ich Vertrautes um mich habe, wenn lebenslang eingeübte Automatismen ohne Ziel und ohne Zweckgebundenheit ablaufen dürfen.

Es geht mir auch um das sinnliche Vergnügen, ein frisches Buch in der Hand zu halten, es zu wiegen, zu beschnuppern, die Folie zu entfernen und ein wenig zu blättern.

Deshalb soll man mir Bücher schenken, auch wenn ich sie nicht mehr lesen kann.

Im Zimmer eines Herrn befindet sich eine Briefmarkensammlung. Man lässt ihn nicht darin blättern, weil er die Briefmarken faltet und somit beschädigt.

Ich will der Herr über meine Briefmarkensammlung sein. Ich entscheide ganz alleine, was ich mit der kostbaren Sammlung mache.

Oder:

Ich möchte nicht, dass meine kostbare Briefmarkensammlung Schaden nimmt. Sie ist Bestandteil meines Vermächtnisses an …

Beschreiben Sie Ihre Gewohnheiten und Rituale.

Denken Sie daran, dass diese so in Fleisch und Blut übergegangen sind, dass man sie selbst gar nicht mehr wahrnimmt. Meistens fallen sie auf, wenn man sie nicht einhält. Oder wenn sie ein Eigenleben führen.

Dann fallen sie unseren Mitmenschen auf. Leider oft unangenehm wie bei der alten Dame, die die Blüten von frischen Blumensträußen abzupft. Sie war ihr ganzes Leben durch die Wohnung gegangen ist, um welke Blütenblätter von den Blumen, die sie so sehr liebte, zu entfernen. Jetzt hat man alle frischen Blumen weggeräumt.

Die Dame hätte besser verfügt, dass man frische Blumen hinstellt, damit sie die Blüten abzupfen darf.

Aber sie hatte wohl nicht bedacht, dass Blumen eher geschützt werden als die Gewohnheiten alter Menschen.

! Ich liebe Ordnung und Sauberkeit über alles. Lassen Sie mich Ordnung schaffen, auch wenn anschließend alles durcheinander geraten ist.

Oder:

! Ich räume regelmäßig die Schubladen in meinen Schränken aus, um Ordnung zu schaffen und die Dinge zu reinigen. Das ist mir wichtig. Deshalb soll man auf keinen Fall meine Schränke verschließen, wenn ich demnächst vergesse, die Sachen wieder einzuräumen. Einverstanden bin ich, wenn man die Schubladen mit einer übersichtlichen Anzahl von Gegenständen bestückt.

Wie wichtig Kleinigkeiten für das Wohlbefinden sind, zeigt der Wunsch einer Dame, die ich in der Klinik kennenlernte.

Wenn ich im Bett liege, darf mein linkes Bein niemals zugedeckt werden.

Ich (Erich Schützendorf) neige zu Tagträumereien. Wenn ich mit offenen Augen durch meine Umgebung hindurchsehe, soll man mich in Ruhe lassen. Niemand soll auf die Idee kommen, mich in die Wirklichkeit zu holen, mich abzulenken oder mir einen Rat zu geben, was mir besser täte, als vor mich hin zu starren.

Zur Erläuterung dieses Wunsches muss ich Ihnen eine kurze Geschichte erzählen.

Eine alte Dame sitzt ruhig in ihrem Sessel und schaut aus dem Fenster. Eine junge Frau, die es gut mit ihr meint, kommt auf sie zu und fragt:

„Gehen Sie mit mir?"

„Nein", entgegnet die Dame, „ich bleibe hier sitzen."

„Ich habe schon alles für unser Spiel vorbereitet", versucht die junge Frau ihr Glück.

„Dann ist mein Freund alleine."

„Ihr Freund?"

„Ja, der Baum", sagt die alte Dame und fügt hinzu: „Ich kenne jedes Blatt von dem Baum."

Früher war die Zeit, in der Wirklichkeit und Traum ineinanderfließen, als die „Blaue Stunde" bekannt. Es war die Zeit zwischen Tag und Nacht. Man überließ sich seinen Fantasien, Sehnsüchten und Träumen. Sehr wahrscheinlich wurden Erinnerungen auch ein wenig nachgebessert.

Im Alter, habe ich festgestellt, bekommt die „Blaue Stunde" wieder eine gewisse Bedeutung und ich räume ihr immer häufiger Zeit ein.

Deshalb habe ich verfügt, dass man mich mir selbst überlässt, wenn ich davon träume, wie ich für meine Fußballmannschaft das entscheidende Traumtor schieße. Oder wie ich mit oder ohne Winnetou durch die Prärie reite. Ich will nicht gestört werden, wenn ich mir eine schlagfertige Antwort einfallen lasse, die mir damals gut getan hätte. Oder wenn ich mir eine Geschichte erzähle, die ich schon so oft zum Besten gegeben habe, dass sie außer mir niemand mehr hören kann.

Ich hätte nichts dagegen, wenn man sich zu mir gesellt, aber bitte ohne zu reden. Die alte Dame, die den Baum als Freund ausgesucht hat, hätte es sicher begrüßt, wenn sich die Betreuerin zu ihr gesetzt und mit ihr zusammen den Baum betrachtet hätte.

Warum müssen wir, wenn wir alt sind, uns immer auf die vorbereiteten Spiele der uns Betreuenden einlassen, und warum kann es nicht umgekehrt sein? Die junge Frau könnte sich doch auch auf das Spiel der alten Dame einlassen und versuchen, ebenfalls das eine oder andere Blatt kennenzulernen.

Leider gilt mein Wunsch nach Dösen und Schlummern in der Altenpflege als Tagesschläfrigkeit, die meinen Kompetenzen und Ressourcen abträglich sind. Deshalb wiederhole ich: Niemand soll mich wach machen, damit ich erleben muss, wie meine dahinsiechenden Kompetenzen und Ressourcen gefördert werden. Lieber sehe ich meinen Ressourcen unbehelligt beim Verschwinden zu. Wach bleiben musste ich während meines Berufslebens, und glauben Sie mir, damals hätte ich öfter eine Portion Tagesschläfrigkeit vertragen können. Warum soll ich im hohen Alter auf dieses Privileg verzichten!?

Man kann mich getrost auch mit meinem Unwohlsein oder meinen Schmerzen alleine lassen. Gegen Schmerzmittel habe ich natürlich nichts. Aber ich glaube, dass es mir später am Ende meines Lebens nicht anders mit Krankheiten ergehen wird als in jungen Jahren. Ich freute mich über jeden Besucher. Freute mich aber auch, wenn der Besucher ging, weil ich mit meiner Krankheit alleine sein wollte. Als ich nach meinem Schlaganfall in der Klinik lag, konnte ich wegen der Pandemie nicht besucht werden. Freunde und Bekannte riefen mich an und ich war froh, wenn sie sich kurz fassten. Ich hatte keine Lust, die immer gleiche Krankheitsgeschichte zu erzählen. Die Gewissheit, dass jemand an mich dachte, reichte mir vollkommen.

Ein weiterer Wunsch heißt deshalb:

! Wenn ich meinen Kopf zur Seite oder mich im Bett zur Wand drehe, möchte ich alleine gelassen werden.

Bei Menschen mit Demenz oder auch Menschen mit chronischen Schmerzen reicht oft eine kurze Zeit, in denen man sich ihnen zuwendet. Der Moment der Aufmerksamkeit scheint ihnen zu reichen. Ich gehe zu ihnen, überlasse es ihnen, ob sie mich ertragen oder mit mir in Kontakt treten wollen, und wenn ich ihnen nach wenigen Minuten die Hand reiche, bedanken sie sich und verabschieden mich.

Ein Freund interpretiert diese Erfahrung als den Wunsch des Menschen, sich zum Sterben zurückziehen zu wollen. Das sehe ich nicht so, aber sicher bin ich mir nicht.

? Haben Sie eine Vorstellung, ob Sie sich als siechender Mensch zurückziehen wollen? Mit Ihrem Verfall alleine sein wollen?

____

____

Menschen, die sich für die Alten zuständig fühlen, sehen sich fast immer verpflichtet, das Alleinsein der alten Damen und Herren zu vermeiden. Sie haben sogar ein schlechtes Gewissen, wenn sie uns alleine lassen müssen. Deshalb bringen sie uns in Pflegeeinrichtungen zu den anderen alten Menschen. Gemeinschaft ist aber keine Qualität an sich. Es kommt immer darauf an, ob ich mich wohl fühle. Wer will schon beim Essen zusehen und zuhören, wie die Tischnachbarn grunzen, rülpsen, singen, reden, das Gebiss ablecken, mit dem Essen spielen, sich bekleckern, der Brei aus dem Mund fließt.

! Meine Mahlzeiten will ich in meinem Zimmer oder an einem Einzeltisch zunehmen. Weder schaue ich anderen Menschen beim Essen gerne zu, noch möchte ich, dass man mir zusieht. Wenn ich das Essen angereicht bekomme, will ich keine Zuschauer.

Vielleicht gehören Sie zu den Menschen, die sich selbst genügen, die Gemeinschaft in Maßen schätzen, aber in gleicher Weise auch die gepflegte Distanz.

Warum soll sich diese Haltung ändern, wenn Sie nicht mehr bestimmen können, ob Sie Ihre Wohnung, Ihr Zimmer verlassen wollen oder nicht.

Alleinsein kann auch als eine Form von Noblesse genossen werden.

Vielleicht wollen Sie sich lieber von anderen abheben. Damit sind Sie ganz gut durch Ihr Leben gekommen. Und im Alter erst recht.

Vielleicht geben Sie sich gerne ein wenig geheimnisvoll und ergötzen sich an dem, was die anderen, denen Sie nichts von sich preisgeben, über Sie reden.

So wie die Dame, die bei meinem Besuch in Ihrer Wohnung meine Neugierde weckte. Zu gerne hätte ich mehr über sie erfahren. Aber sie gab sich geheimnisvoll. Ich konnte nicht erkennen, ob ihre leicht nebulösen, aber vielsagenden Andeutungen der Versuch waren, ihre Vergesslichkeit zu überspielen. Wenn es so gewesen wäre, dann hatte sie eine angenehme Art, ihre „Schwäche“ zu übertünchen. Jetzt im Alter zahlte sich, wenn meine Interpretation zutrifft, ihre frühere Attitüde, über Andeutungen hinaus nichts von sich preiszugeben, aus. Jedenfalls sagte sie nach wenigen Minuten, es sei genug geplaudert. Und damit verabschiedete sie mich mit der Souveränität einer geübten Gastgeberin.

Wenn Sie auch ein selbstsicherer, aufgeschlossener, aber ein wenig geheimnisvoller Mensch sind oder sein wollen, notieren Sie:

Ich suche es mir aus, ob ich alleine sein will oder meine Zeit mit anderen Menschen verbringen möchte. Ich bin nämlich eitel und will weiterhin versuchen, meine Eitelkeit für andere erträglich zu halten.

Sie könnten natürlich Ihren Spaß daraus ziehen, sich bitten zu lassen und die Bitte dennoch zu verweigern. Zugegeben eine gewöhnungsbedürftige Eigenart, aber keine seltene.

! Ich verweigere mich gerne und beantworte Nachfragen, Angebote und Bitten mit einem deutlichen „Nein". Niemand soll sich durch meine Ablehnung entmutigen lassen, weitere Versuche zu unternehmen. Ich habe ein großes Vergnügen, wenn man mir die Gelegenheit gibt „Nein" sagen zu dürfen.

! Sollte ich (Erich Schützendorf) mein Zimmer nicht mehr finden, wünsche ich kein Bild eines Lieblingstieres an meiner Tür, sondern ein frisch gezapftes Glas Kölsch in meinem Zimmer. Dann werde ich mein Zimmer auf jeden Fall finden.

Gut, ich habe ja schon erwähnt, dass Alkohol in meinem Leben eine gewisse Rolle spielt, genauso wie Süßigkeiten. Meine Lieblingsschokolade wäre also auch ein geeignetes

Lockmittel. Ich halte es sogar für nicht ausgeschlossen, dass beide Genussmittel zusammen mich verleiten könnten, an einer Bastelstunde teilzunehmen.

Warum man in Pflegeeinrichtungen Bilder oder Fotos als Orientierungshilfen anbringt, ist mir bis heute ein Rätsel geblieben. Menschen mit Demenz, die sich nicht erinnern, wo sie sich befinden, werden sich diese Bilder und Fotos nicht einprägen. Man kann ihnen nichts beibringen, man kann sie nur verführen. Die Kunst des Verführens ist aber keine Angelegenheit des Verstandes, sondern der Sinne und der Gefühle.

Düfte eignen sich nach meiner Erfahrung besonders gut, um einen Menschen zu verführen. (Nebenbei bemerkt: Ein freundliches Gesicht besitzt ebenfalls eine hohe Attraktivität. Aber das kann man sich nicht aussuchen.)

Ein frisch gezapftes Glas Kölsch steht auf meiner Verführungsliste ganz oben.

? Womit kann man Sie verführen?

Auf meiner Liste stehen noch:

- Bratäpfel mit viel Marzipan,
- der Duft von Bohnerwachs, der mich an meine alte Schule erinnert,
- der Geruch von Zedernholz,
- besonders bunte Glanzbilder mit viel Glitter und
- alle Parfüms, die einen Veilchenduft verströmen.

Wenn eine Frau ein solches Parfüm trägt, habe ich immer Lust, ihr hinterherzulaufen.

Später würde ich bei diesem Lockmittel direkt in mein Zimmer laufen oder der Betreuerin in die Beschäftigungsrunde folgen.

Wenn Sie darüber hinaus sich und Ihren Betreuern und Pflegekräften einen Gefallen tun wollen, legen Sie in Ihrer Lebensverfügung fest, welche alternativen Hinweisschilder vor Ihrer Zimmertür angebracht werden sollen. Ich meine mit „alternativ" keine Hinweisschilder für Sie, sondern für diejenigen, die Ihr Zimmer aufsuchen.

Vor meinem Zimmer wäre – Sie erinnern sich an meine Schwäche für Erotik – ein Bild von Amor mit Liebespfeilen ganz gut. Oder Sie verfügen:

! Vor meinem Zimmer soll der Spruch „Alte Frau ist doch kein D-Zug" angebracht werden, denn ich will, dass man mein Zimmer leise und langsam betritt. Ich will nicht mit einem „Hallo" über drei Meter Entfernung begrüßt werden, und ich will auch nicht sofort zu hören bekommen, was man mit mir vorhat. Ich bevorzuge eine behutsame Annäherung.

Ich hätte gerne ein Bild von Dornröschen vor meinem Zimmer, denn am liebsten werde ich wach geküsst. Als Kuss steht abwechselnd zur Auswahl:

- eine duftende Tasse Kaffee
- eine Blume
- eine Praline

Ich meinerseits möchte am liebsten morgens mit einer duftenden Tasse Kaffee und einem Buttercroissant begrüßt werden. Die Pflegerin oder der Pfleger steht vor mir am Bett, hält das Croissant vor mein Gesicht, leckt mit der Zunge über ihre/seine Lippen und strahlt mich an. Ich bin sicher, dass ich mich in den Tag hineinsaugen würde.

! Ich wünsche mir, sanft und sinnlich gewaschen zu werden und danach mit meinem Lieblingsparfüm eingesprüht zu werden.

Die Tatsache von einem anderen Menschen gewaschen zu werden, mag dem ein oder anderen peinlich sein. Man liegt oder sitzt nackt im Bett oder auf einem Stuhl und fremde Hände berühren alle Körperteile und Körperöffnungen. Das ist nicht unbedingt angenehm, aber es ist in der Pflege unvermeidbar. Umso wichtiger ist es, dass man auf eine angenehme Art und Weise gewaschen wird.

Als Anregung für eine entsprechende Verfügung empfehle ich die Lektüre des Romans „Acht Minuten“ von Péter Farkas (2011; Luchterhand, München).

Es ist die Geschichte eines alten Ehepaares. Die Ehefrau ist schon sehr weit auf ihrer Reise, die sie vom Verstande wegführt. Der Ehemann ist am Beginn dieser Reise. Er kümmert sich rührend um seine Frau und er muss sie waschen, weil sie selbst dazu nicht mehr in der Lage ist. Er wäscht sie mit den Händen, ohne Waschlappen. Das liest sich so:

> *„Bald seufzte sie lächelnd, es tat ihr augenscheinlich wohl, wie der alte Mann mit seiner eingeseiften Hand über ihre Haut auf und ab fuhr.“* (S. 12)

> *„Ihm war, als hätte sich die Haut der alten Frau vollkommen geglättet, als hätte er alle Falten und Beulen mit seiner Hand geebnet und als hätten die rotbraunen Flecken und Warzen ihren Hauch von Schimmel verloren.“* (S. 12/13)

Vorschlagen kann ich die folgenden Formulierungen:

Mein Gesicht darf weder mit einem Waschlappen noch mit Hygienehandschuhen gewaschen werden.

Ich will nicht hören, was der Pflegende gerade an mir verrichtet. Er soll es einfach sanft und sachte tun. Das gilt besonders für meinen Intimbereich. Ich will nicht hören, ob ich gute Verdauung hatte, ob sich ein Pilz eingenistet hat oder die Haut trocken oder gerötet ist. In gesunden Tagen habe ich mein Hinterteil auch nicht betrachtet.

Wenn ich Schmerzen habe, will ich, dass man mich nicht von oben bis unten, sondern in Etappen wäscht. Gesicht, Unterleib, Arme und Hände, Beine und Füße. Nach jeder Etappe brauche ich eine Erholungspause. Das ist mir lieber als Augen zu und durch.

Was bevorzugen Sie, wenn Sie gewaschen, gereinigt, gebadet werden? Dusche oder Wannenbad?

Eine schnelle Reinigung, damit es vorbei ist oder Waschen mit basaler Stimulation?

Stille oder Musik?

Helles Tageslicht oder gedämpftes Licht?

Offene oder geschlossene Vorhänge?

Wollen Sie sich im Spiegel sehen oder nicht?

? Wünschen Sie sich einen Mann oder eine Frau, der oder die Sie wäscht, reinigt?

? Wer darf Ihnen nicht zu nahe kommen?

? Soll man Ihnen sagen, was in Ihrem Intimbereich alles zu sehen ist oder ist Ihnen das unangenehm?

Eine Dame äußerte den Wunsch:

! **Wenn ich im Bett gewaschen werden muss, dann soll ein Vorhang rund um mein Bett zugezogen werden. Entblößt fühle ich mich selbst im Schlafzimmer ungeschützt.**

! **Sollte ich (Erich Schützendorf) eine Vorliebe für meinen Kot entwickeln, soll man mich bewundern, wenn ich damit spiele. Allerdings sollte man mit dessen Entfernung nicht allzu lange warten.**

Die Sache mit der Vorliebe für den Kot will erklärt sein. Jedenfalls für die Leser, die sich in der Pflege alter Menschen nicht so richtig auskennen. Für sie ist es sicherlich – sehr vorsichtig ausgedrückt – überraschend, wenn eine alte Dame ihre verschmutzte Einlage über den Flur spazieren trägt, ein Herr seine Ausscheidungen zu Kugeln formt oder eine alte Dame sich mit ihrem Kot einreibt.

Solchen Vorlieben begegnet man im Allgemeinen in einer zivilisierten Gesellschaft nicht. Mit seinen Ausscheidungen wird man alleine gelassen und selbst dann will man nicht allzu viel mit ihnen zu tun haben. Dagegen ist nichts einzuwenden.

Nun gibt es aber viele Damen und Herren, die sich im Alter mit den Gepflogenheiten einer zivilisierten Gesellschaft nicht mehr so richtig auskennen. Sie gehen mit ihren Ausscheidungen ebenso unvoreingenommen um wie kleine Kinder.

Diese Damen und Herren brauchen Betreuer und Pflegekräfte, die sich über ihre neuen Gepflogenheiten nicht erschrecken oder nicht sofort und aufgeregt alle Hebel in Bewegung setzen, um das Malheur aus der Welt zu schaffen, sondern solche, die besonnen bleiben. Ich muss nicht erwähnen, dass man die Damen und Herren mit ihren Ausscheidungen nicht sich selbst überlässt. Das wäre dann wirklich ein Verfall der Sitten.

Meinen Wunsch, für mein Spiel mit dem Kot bewundert zu werden, will ich mit einer kleinen Geschichte erklären.

Ein alter Herr wird unruhig, er steht auf, er geht zur Toilette, er lässt die Hose herunter, er erleichtert sich, zieht die Hose hoch und kehrt zu seinem Sessel zurück.

Der Pfleger oder Betreuer lächelt ihm anerkennend zu und denkt: „Der Herr hat alles richtig gemacht, er wollte nicht in die Hose machen, er ist aufgestanden und zur Toilette gegangen. Gut, er hat die Tür zur Toilette mit der Tür des Kleiderschrankes verwechselt. Das werde ich jetzt beheben, was aber nicht schwierig ist, weil ich den Boden des Kleiderschrankes mit Katzenstreu ausgelegt und eine Schüssel hingestellt habe."

Wir werden angesichts unseres Lebens mit Gebrechen und Pflege nochmal über unsere Vorstellungen von zivilisiertem Verhalten wie zum Beispiel der Kontrolle unserer Ausscheidungen nachdenken müssen.

Das Verfassen einer Lebensverfügung könnte dazu eine gute Übung sein. Ich verstehe, wenn Sie keinen Mut haben, sich als einnässenden und einkotenden Menschen vorzustellen. Aber vielleicht entwickeln Sie ein wenig Verständnis für die Mitarbeitenden in der Altenpflege, die mit unkonventionellen Mitteln versuchen, dem Menschen, dem ein kontrollierter oder zivilisierter Umgang mit seinen Fäkalien nicht mehr möglich ist, entgegenzukommen.

Sie müssen die engagierten Mitarbeiterinnen und Mitarbeiter nicht bewundern oder bedauern. Sie sollten sie ermutigen, neue Mittel und Wege ausprobieren zu dürfen. Sonst steckt man Sie demnächst in eine Art Strampelanzug, und Sie müssen dann – allerdings ohne Aussicht auf Erfolg – versuchen, an das, was Sie da unten am Leibe stört, heranzukommen.

Die Ergebnisse des Ausprobierens könnten sich demnächst für Sie, wenn Sie Ihre Ausscheidungen nicht mehr unsichtbar oder geruchsfrei aus der Welt schaffen können, auszahlen.

Erlauben Sie sich also ein paar Gedanken zu diesem unappetitlichen Thema.

? Denken Sie daran, dass andere, die sich eigentlich genauso wenig wie Sie für Ihre Ausscheidungen begeistern, an diesen nicht vorbeikommen. Andere werden Ihnen das Hinterteil putzen. Haben Sie auch dazu einen Wunsch?

Nach meinen Erfahrungen in der Klinik wäre mir am liebsten, wenn man über meine Ausscheidungen und deren Beseitigung kein Aufhebens macht und sie auf keinen Fall kommentiert. Keiner soll sagen, dass ein kleines Malheur jedem passieren kann und keiner soll mich ermahnen, rechtzeitig zu klingeln oder um Hilfe zu rufen. Die kommt meistens sowieso zu spät, wenn es pressiert.

! Wenn mir nach Weinen zumute ist, darf man ruhig mit mir zusammen weinen ohne zu fragen, warum ich weine und ohne zu sagen, dass ich weinen darf, wenn mir danach zumute ist.

Etwas mehr Zurückhaltung wünsche ich auch, wenn ich wütend oder traurig bin. Meine negativen Gefühle sind mir genauso viel wert wie meine schönen Gefühle. Man soll sie einfach geschehen lassen und nicht kommentieren oder gar schnell beenden wollen. Aufforderungen wie „Nicht weinen! Nicht traurig sein! Es ist doch nicht so schlimm.“ sind mir zuwider. Wenn ich weine, dann will ich das, wenn ich traurig bin, dann bin ich das, und wenn ich etwas als schlimm erlebe, dann ist das so.

! Wenn ich niedergeschlagen bin und nicht mehr weiß, wozu ich noch leben will, soll man mich nicht aufmuntern und mir auch keine Antidepressiva verabreichen, sondern meine Hände halten, meine Schultern zärtlich massieren und ansonsten den Mund halten.

Manchmal habe ich den Wunsch, bei meiner verstorbenen Frau zu sein. Niemand muss sich dann Sorgen wegen einer Suizidgefährdung machen. Der bereits zitierte Satz von

Albert Camus heißt vollständig: „Ein Kranker braucht Sanftheit, er stützt sich gern auf etwas, das ist ganz normal." Es reicht also, wenn jemand, der keine Scheu vor Zärtlichkeit hat, ein paar Minuten bei mir bleibt.

Was ist, wenn sich meine Wünsche ändern?

Natürlich kann man nicht mit Sicherheit wissen, ob das, was einem in gesunden Tagen wichtig ist, auch wichtig bleibt, wenn man gebrechlich und auf Hilfe angewiesen ist. Woher soll ich wissen, was zu meinem Wohlbefinden beiträgt, wenn ich mich psychisch und geistig verändere, wenn meine körperlichen Kräfte nachlassen? Bin ich noch der gleiche Mensch, wenn ich dement bin?

Wie ich schon sagte, änderte der Schlaganfall und die anschließenden Erfahrungen in der Klinik und im Pflegebett nichts an meinen kleinen Freuden. Man darf also von einer Konstanz und Kontinuität bei vielen Bedürfnissen ausgehen. Die Primärpersönlichkeit scheint sich bei seelischen und geistigen Veränderungen, die im Alter auftreten, kaum zu verändern. Ein sanfter Mensch bleibt eher nachgiebig und gibt klein bei. Ein rechthaberischer bleibt dominant und will sich durchsetzen. Freundliche Menschen freuen sich, wenn sie angelächelt werden, auch wenn sie die Situation nicht ganz erfassen. Misstrauische sehen weg oder reagieren mit Ablehnung und Feindseligkeit. Eingeschliffene Handlungen bleiben erhalten. Oft benutzte Redewendungen werden weiterhin – manchmal auch zu unpassenden Gelegenheiten – benutzt. Feste Gewohnheiten bilden weiterhin den Rahmen für den Alltag, auch wenn sie diesen schon mal durcheinanderbringen.

Sie, liebe Leserin, lieber Leser, werden sich, davon dürfen Sie ausgehen, in Ihren Gefühlen, Grundeinstellungen und Vorlieben treu bleiben.

Die Altenpflege geht genau von diesem Prinzip aus, wenn in Biografiebögen wichtige Daten und Vorlieben der Menschen erfasst werden. Wie ist der Mensch geworden, der er ist? Was hat ihn geprägt? Welche Krisen, Entwicklungen, hat er durchlaufen? Welche Hobbies hatte er? Aus diesen Daten, die meistens nur noch Angehörige oder Freunde benennen können, werden dann Rückschlüsse gezogen, wie mit einem Menschen, der sich nicht mehr klar äußern kann, umzugehen ist und womit man zu seinem Wohlbefinden beitragen kann.

Mit der Lebensverfügung, so könnte man sagen, füllen Sie vorwegnehmend Ihren eigenen Biografiebogen aus. Da sollte doch eigentlich nichts schief gehen. Sie wissen doch am besten, wer Sie sind, was Ihnen lieb und teuer ist, was Sie nicht mögen und wie man mit Ihnen umgehen soll.

Die Chance, dass Sie Ihre Wünsche für die Zeit Ihrer Pflegebedürftigkeit treffen, ist damit ungleich höher, als wenn Sie die Erkundung fremden Personen überlassen.

Haben Pflegende herausgefunden, dass Sie ein Hundefreund waren, dann kommen diese leicht auf die Idee, Sie in Kontakt mit einem Hund – natürlich einem Therapiehund – zu bringen oder das Bild eines Hundes vor Ihrem Zimmer anzubringen, in der Hoffnung, dass sie mit Hilfe des Bildes Ihr Zimmer finden.

In meinem Fall könnte es passieren, dass man mir immer wieder die Schlager von Connie Francis vorspielt. Ich kann diese Schlager aber nur hören, wenn ich ein wenig sentimental bin. Das kann niemand rückschauend erkennen. Nur ich weiß das, und deshalb schreibe ich es auf.

Der Hundefreund könnte notieren, warum er Hunde mochte. War das Tier für ihn der Wachhund? Brauchte er den Hund, weil er ihm gehorchte? Oder war er sein Schmusetier? Mochte er gar keinen Hund und hielt ihn nur der Kinder wegen? Hatte er vor Hunden, außer dem eigenen, Angst?

Wenn Sie es nicht festhalten, wundert man sich demnächst über Ihre Angst vor dem Therapiehund, und statt Sie in Ruhe zu lassen wird man versuchen, Ihnen Ihre berechtigte Angst zu nehmen.

„Das ist doch ein Hund. Sie mögen doch Hunde."

> Versuchen Sie, bevor Sie eine Vorliebe formulieren, die dahinterliegenden Beweggründe, Gefühle, Stimmungen, Impulse zu erkunden.

Wenn Sie die Abwechslung lieben, wenn Sie sich durch Unbekanntes angesprochen fühlen, sollten Sie auch diese Neigung kundtun.

Ich habe keinen festen Musikgeschmack. Ich liebe die Abwechslung.

Wenn Ihnen, liebe Betreuerin, lieber Betreuer, nichts mehr einfällt, versuchen Sie es mal mit Musik von Bach. Dem hatte ich mich bisher noch nicht zugewendet.

Eines gebe ich aus meiner Erfahrung bei der Frage, ob sich Ihre Wünsche ändern, zu bedenken. Ihr Bedürfnis nach Ruhe wird stärker, auch wenn Sie jetzt ein äußerst aktiver Mensch sind. Ob Sie es glauben wollen oder nicht: Sie befinden sich nicht mehr auf der Höhe, wenn Sie sich in andere Hände begeben müssen. Überdenken Sie deshalb Ihren Wunsch, Sie auf ein Fitnessgerät festzuschnallen.

Ein wenig darf man sich sicher auch auf das Feingefühl der Pflegenden und Betreuenden verlassen, wenn sich unsere Vorlieben ändern und wir die Veränderung nicht mehr kund tun können.

Wenn mir zum Beispiel die gewünschte Abendzigarre angeboten wird und ich zurückzucke, dann hoffe ich, dass die hilfreiche Hand nicht darauf besteht, dass ich einen Zug mache.

„Nicht wahr, Herr Schützendorf, das hätten Sie besser nicht verfügt. Jetzt machen Sie mal."

Leider kann man sich auf das Fingerspitzengefühl der Helfer nicht ganz verlassen. Aus diesem Grunde sollten Sie sicherheitshalber dem von Ihnen ausgesuchten Sachwalter oder Bevollmächtigten die Entscheidungsbefugnis übertragen, Änderungen Ihrer Wünsche zu beachten und anzumahnen.

Wichtig sind folgende Formulierungen, die Sie in dem angehängten Vordruck für eine Lebensverfügung wiederfinden:

Nur mit Einvernehmen des/der von mir eingesetzten Sachwalters/Sachwalterin kann von der Erfüllung meiner Wünsche vorübergehend abgesehen werden.

Ergänzungen meiner Lebensverfügung können nur von ihm/ihr formuliert werden.

Ein Risiko, ob die verfügten oder die von Ihrer Sachwalterin oder Ihrem Sachwalter neu formulierten Wünsche Ihren Zustand genau treffen werden, bleibt natürlich bestehen. Ohne Risiko geht es im Leben nicht.

Das ist auch bei einer Patientenverfügung so. Wer zum Beispiel festgelegt hat, dass eine Beatmung nicht länger als zwei Wochen durchgeführt werden darf, könnte mit einer Beatmung länger als zwei Wochen leben und sich unter Umständen erholen. Aber er hat die Abschaltung formal und rechtsverbindlich verfügt. In diesem Falle kann die Patientenverfügung zur „Todesursache“ werden.

Bei einer Lebensverfügung geht es zum Glück nicht um den Tod, sondern um das Leben, um eine selbstbestimmte Lebensführung in Abhängigkeit von anderen.

Weil es selbstverständlich ist, hätte ich fast vergessen, Sie darauf aufmerksam zu machen, Ihre Lebensverfügung in gewissen Zeitabständen auf ihre Gültigkeit zu überprüfen.

Wird man mir meine Wünsche erfüllen?

Bleibt die Frage, ob unsere niedergeschriebenen Wünsche erfüllt werden.

Rechtlich kann ich jemandem untersagen, mit oder an mir etwas gegen meinen Willen zu tun. Das Unterlassen kann ich verlangen, das aktive Handeln nur sehr bedingt, wenn sich das aus einem Pflege- oder Heimvertrag ergibt. Die Erfüllung eines Wunsches in einer Lebensverfügung ist kaum einklagbar. Darum kann man nur bitten oder appellieren.

Man kann aber Vorkehrungen treffen, um dem Appell Nachdruck zu verleihen.

? Es empfiehlt sich unbedingt wie in einer Vorsorgevollmacht einen Bevollmächtigten oder eine Sachwalterin einzusetzen, der sich um die Durchsetzung der Wünsche kümmern soll. Überlegen Sie, wem Sie zutrauen, sich für Ihr Wohlbefinden einzusetzen und Ihre Wünsche durchzusetzen. Der Partner oder die Partnerin? Die Kinder? Verwandte? Freunde?

Hat derjenige, den Sie sich ausgesucht haben, das nötige Durchsetzungsvermögen? Pflegeeinrichtungen, das sollten Sie bedenken, können bei der Verhinderung von Sonderwünschen teilweise sehr beharrlich sein.

Das Betreuungsrecht kennt Betreuungsvereine und auch Berufsbetreuer, die die Rechte eines Menschen, der nicht mehr geschäftsfähig ist, vertreten. Gegen eine entsprechende finanzielle Unterstützung beziehungsweise Bezahlung wäre das für die Lebensverfügung auch eine prüfenswerte Variante.

Wem auch immer Sie Ihr Vertrauen schenken, es ist wichtig, den Sachwalter oder die Sachverwalterin mit Befugnissen auszustatten. Zum Beispiel:

Sie/Er kann jederzeit Einsicht in meine Pflegedokumentation nehmen.

! Bei Fallbesprechungen zu meiner Person ist sie/er hinzuzuziehen.

Es lohnt sich gewiss, ein Konto für eventuell anfallende Kosten, die bei der Erfüllung der Wünsche entstehen, anzulegen und natürlich auch mit einem Betrag zu füllen.

Ich hoffe, dass ein solches Konto den gleichen Schutz vor dem Zugriff des Sozialamts genießt, wie es bei einer angesparten Summe für die Bestattung und die Grabpflege möglich ist. (Bestattungsvorsorgebetrag kann nach § 90 SGB XII (Härtefallregelung) als Schonvermögen gelten).

Möglich wäre auch, einen Verein zu gründen, der auf die Erfüllung der Lebensverfügung achtet. Leider existieren meines Wissens noch keine Vereine mit diesem Vereinsziel. Das kann man ja ändern, zumal wir in Deutschland Weltmeister im Gründen von Vereinen sind. Aber auch ein solcher Verein kommt ohne finanzielle Mittel nicht aus.

Damit wären wir bei dem lieben Geld.

Deswegen mache ich mir die geringsten Sorgen, denn die auf unsere individuellen Wünsche abgestimmte Pflege ist nicht teurer als die standardisierte Pflege. Zum einen entspricht es dem allgemein anerkannten Stand der Pflege, pflegebedürftige Menschen in ihrer Selbstbestimmung zu unterstützen und zu fördern, so dass eine individuelle Pflege erwartet werden darf. Zum zweiten gehen die allermeisten Wünsche nicht wirklich ins Geld. Wenn ich die Kosten für meine Wünsche zusammenrechne, fallen überschaubare Kosten für Wein, Bier, Zigarren und Schokolade an. Die Kosten für das Personal bleiben gleich, ob Sie mich beschäftigen oder mich vor Baustellen sitzen lassen.

Geschäftstüchtige Betreiber von Pflegeeinrichtungen, die das Recht auf Selbstbestimmung für alle unkonventionellen Wünsche gerne übersehen, könnten allerdings die Kosten für die Zeit, in der nachgedacht wird, ob es erlaubt ist, mir Wein einzuschenken, berechnen. Das ist aber dann deren Vergnügen.

Eine Lebensverfügung unterstützt engagierte Pflegerinnen und Pfleger

Entgegen der allgemeinen Meinung sind sehr viele in der Altenpflege tätige Personen bereit, auf unsere Vorlieben einzugehen.

Aber ihnen stehen immer wieder Vorschriften, Anweisungen und Erwartungen im Wege.

Die engagierten und uns wohl gesonnenen Pflegenden verbringen sehr viel Zeit mit uns und deshalb haben sie auch ohne unsere Lebensverfügung eine Ahnung, was uns gut tut. Ahnungen aber sind ungefähres und kein genaues Wissen, auf das es in einer professionellen Pflege ankommt. So entscheiden sie sich oft schweren Herzens gegen uns und für die Erwartungen und Anweisungen der Experten und Familienangehörigen. Sie wollen nichts falsch, sich nicht angreifbar machen und halten sich vorsichtshalber an Standards, Vorgaben und den aktuellen Stand der Kunst in der Pflege. Das Gespür, die Intuition, das Erfahrungswissen der Pflegenden bleibt so auf der Strecke.

Das ist nicht immer gut für uns.

Aber wir können es ändern und ihnen eine Legitimation zur Verfügung stellen.

Mit der Lebensverfügung im Rücken müssten sie sich weder gegenüber Kollegen, noch Vorgesetzten, noch Kontrolleuren der Pflegekassen noch Familienangehörigen, von denen einige glauben, besser als der alte Mensch selbst zu wissen, was für ihn gut ist, rechtfertigen. Sie könnten sich auf uns berufen.

Erinnern Sie sich an die Geschichte mit der alten Dame und ihrem Freund, dem Baum?

Nehmen wir an, die Betreuerin hätte es vorgezogen, mit der alten Dame den Baum zu betrachten. Das hätte nicht im Einklang mit den Erwartungen an ihre Aufgabe gestanden. Es wird erwartet, dass sie der Dame eine gezielte Beschäftigung anbietet, die sie zuvor in einem Wochenplan festgelegt, die sie vorbereitet hat und die sie anschließend dokumentieren kann. Offenbar fällt vielen Außenstehenden die Vorstellung schwer, dass auch Nichtstun eine Tätigkeit ist, die zum Wohlbefinden beiträgt.

> Ich habe Lust auf alles, auch auf nichts.

Entsprechend ihres Auftrages wollte die Betreuerin die alte Dame mit einer „10-Minuten-Aktivierung" erfreuen. Was macht sie jetzt angesichts der offensichtlichen Unlust der alten Dame, sich beglücken zu lassen? Sie vermerkt, dass die Dame ihr Angebot abgelehnt hat. Das ist in Ordnung.

Aber da kam der Sohn der Dame ins Spiel. Ihm war die poetische Ader der Mutter wohl verborgen geblieben. Er bestand darauf, dass seine Mutter angeregt, motiviert und aktiviert wurde. Für die Freundschaft der Mutter zu einem Baum fehlte ihm jedes Verständnis. Mutter, meinte er, solle nicht still am Fenster sitzen und „blöde" nach draußen starren. Dann baue sie ab. Dafür bezahle er nicht soviel Geld. Er wünschte sich eine fitte und keine poetische Mutter.

An diesem Beispiel zeigt sich, dass man nicht immer die eigenen Kinder als Sachwalter einsetzen muss. Fremde können bei Entscheidungen, die Ihr Wohl betreffen, unabhängiger von eigenen Emotionen sein. Aber Sie können ja auch mehrere Personen für unterschiedliche Wünsche benennen.

Mein Sohn ... ist für den Wein und die Zigarre zuständig; Frau ... für meine Lieblingsspeisen, die Süßigkeiten und mein Ruhebedürfnis.

Mit der entsprechenden Lebensverfügung im Rücken:

Ich liebe poetische Momente und die „Blaue Stunde". Dann träume ich von meinen Liebschaften, die ich mir nie gegönnt habe. Man darf sich in solchen

Momenten zu mir setzen und mit mir zusammen träumen.

hätte die Betreuerin in die Dokumentationsmappe eintragen können:

„Statt der vorgesehenen ‚10 Minuten Aktivierung' habe ich mich mit Frau Schmitz in das Land der Poesie begeben. Wir haben ihren Freund, den Baum, betrachtet, und es hat uns beiden sehr gut gefallen."

Hier noch ein paar andere Formulierungen in der Pflegedokumentation, die der Medizinische Dienst der Krankenkassen, Vorgesetzte und Familienangehörige als ausdrücklichen Wunsch der alten Damen und Herren akzeptieren müssen – wenn der entsprechende Wunsch rechtzeitig und bei vollem Bewusstsein aufgeschrieben wurde.

Ich habe mich Frau Schmitz zum Kuscheln hingegeben.

In der Lebensverfügung stand:

Ich bin ein Muttertier und gebe gerne Liebe ab. Manchmal brauche ich einen Menschen, den ich drücken und in die Arme nehmen und mit dem ich ausgiebig kuscheln kann.

Wenn Frau Schmitz vom Laufen ermüdet ist, setzte ich mich zu ihr, bis sie wieder bei Kräften ist und weiterlaufen kann.

In der Lebensverfügung stand:

> ! Ich will nicht ruhiggestellt werden. Ich bestimme, wie lange ich laufen und suchen kann.

Ich habe Herrn Schmitz beim Weinen geholfen.

In der Lebensverfügung stand:

> ! Ich habe nahe am Wasser gebaut, und oft kommen mir die Tränen. Man muss mich nicht trösten oder ablenken und schon gar nicht meine traurigen Gedanken vertreiben.

Als Herr Schmitz nach Hause wollte, habe ich mich validieren lassen. Ich habe ihm meine Hilflosigkeit gezeigt. Herr Schmitz hat gespürt, dass ich ihm helfen wollte, es aber nicht konnte. Er ist bei mir stehengeblieben und ist dann weiter gegangen.

In der Lebensverfügung stand:

Ich will, dass man ehrlich mit mir umgeht. Man soll mir nichts vormachen. Ich brauche keine Belehrungen und keine Erklärungen. Ich brauche einen Menschen, der mich versteht, auch meine nicht erfüllbaren Wünsche.

Während meines Aufenthaltes in der Klinik musste ich den enormen Zeitdruck, unter dem die Mitarbeitenden stehen, erleben. Deshalb habe ich, wie Sie eingangs gelesen haben, meine Lebensverfügung ergänzt.

Wenn meine Betreuenden und Pflegenden unter Zeitdruck stehen, muss ich nicht von ihnen über die ihnen die Zeit raubenden Umstände informiert werden. Meistens will ich sofort meinen Wunsch erfüllt haben. Vertröstungen auf einen späteren Zeitpunkt ärgern mich. Allerdings darf man mich warten lassen, um sich danach bei mir kurz zu entschuldigen und dann meinem Wunsch nachzukommen.

Die beste Pflege ist die, die ich mir wünsche

Einige von Ihnen, liebe Leserin, lieber Leser, werden sich fragen, ob sich die Beschäftigung mit der eigenen Gebrechlichkeit und Pflegebedürftigkeit überhaupt lohnt. Eigentlich will man es gar nicht, zumindest nicht so genau, wissen, was dann auf einen zukommt.

Warum soll ich also eine Lebensverfügung schreiben? Hört das Leben, wenn es soweit gekommen ist, nicht sowieso auf? Hat das Dasein noch einen anderen Wert als auf den Tod zu warten, der einen hoffentlich schnell erlöst?

Was ein schnelles Ableben angeht, so weiß ich, dass der Tod sich meistens Zeit lässt. Wir müssen schon mit einer ziemlichen Strecke rechnen, in der wir auf andere Menschen angewiesen sind.

An und für sich ist die Nichtbeschäftigung mit der eigenen Pflegebedürftigkeit nichts Verkehrtes. Zum Glück halten sich die meisten für nicht verletzlich und fragen nicht, was wäre wenn.

Als Rheinländer neige ich ganz besonders zu dieser Lebenseinstellung: „Et kütt, wie et kütt (Es kommt, wie es kommt) und et hät noch immer jot jejange (und es ist noch immer gut ausgegangen)."

Es gibt aber eine Kehrseite, und auf die will ich nun Ihre Aufmerksamkeit lenken.

Wenn wir uns nicht selbst um ein lebenswertes, zumindest angenehmes Leben in Abhängigkeit kümmern, dann geraten wir in ein Pflegesystem, das sich immer weiter professionalisiert und dabei schon mal die individuellen Wünsche der Menschen aus den Augen verliert.

Wir begeben uns in andere Hände, und denen fällt es leicht, uns in der Hand zu haben.

Die hilfreichen Hände, auf die wir angewiesen sind, machen etwas mit uns, ganz einfach deshalb, weil sie Macht haben und weil wir, wenn wir unseren Willen nicht äußern können, keine Möglichkeit haben, sie zu hindern.

Wer ein weich gekochtes Ei favorisiert und das nicht ausdrücklich festgelegt hat, bekommt ein solches nicht mehr zu Gesicht.

Man wird Sie nicht im Bett frühstücken lassen, wenn Sie aufstehen können. Alkohol und Süßigkeiten gibt es, wenn überhaupt, nur in Ausnahmen. Von der persönlichen Bedeutung eines Sommerregens oder einer Blumenwiese ganz zu schweigen.

Die Altenpflege ist ausgesprochen medizinisch ausgerichtet, fast klinisch und steril. Leben in seiner Pracht und Fülle gilt dort schnell als lebensgefährlich und deshalb wird das Leben nur in homöopathischer Dosis verabreicht. Manchmal denke ich, dass nur deshalb Therapieclowns in die Pflegeeinrichtungen eingeladen werden, damit die alten Menschen kontrolliert zum Lachen gebracht werden, und dass der zertifizierte Clown die Verantwortung übernehmen muss, wenn der alte Mensch beim Lachen ins Weinen gerät.

Pflege ist zu einer Wissenschaft geworden. Expertinnen und Experten versuchen herauszufinden, mit welchen Methoden wirksame und nachhaltige Ergebnisse bei unserer Versorgung erzielt werden können.

Wie oft muss man beim Liegen gedreht werden, damit man sich nicht wundliegt? Wie können Stürze verhindert werden? Wie kann man Schmerzen feststellen bei Menschen, die sich nicht artikulieren können?

Alles sehr nützliche, ehrenwerte und wichtige Fragen, aber sie sind doch sehr einseitig an der Erhaltung und Wiederherstellung der körperlichen Gesundheit orientiert.

Bleiben bei soviel einseitigem Expertenwissen meine höchst persönlichen Wünsche auf der Strecke?

Das muss befürchtet werden, denn für diese gibt es keine evidenzbasierten, verlässlichen Daten, keine Messinstrumente zur Überprüfung der Qualität.

Jetzt sind wir mit unserer Lebensverfügung gefordert, diese „Versorgungslücke" zu schließen.

Neben den Pflegeexperten und -expertinnen, die sich bei ihren Studien nicht mit meiner Lieblingsschokolade aufhalten können, wollen auch noch ganz viele Kontrolleure der Pflegekassen und der Heimaufsicht bei der Bewertung meiner Pflege ein wichtiges Wort mitreden. Sie überprüfen zum Beispiel, ob man mir ausreichend Beschäftigungsangebote macht, obwohl ich die nicht wünsche; ob ich überall einen Handlauf vorfinde, obwohl ich mich am Rollator festhalte; ob ich stürzen kann, obwohl ich auf meinen Teppich nicht verzichten will; ob ich einen Rauchmelder im Zimmer habe, obwohl ich den Koch gebeten habe, mir mein Lieblingsgericht (Steak) am Bett zu braten, wenn ich das Bett nicht mehr verlassen kann.

Das notwendigerweise überindividuelle Expertenwissen hat zu einer Standardisierung fast aller Tätigkeiten in der Pflege geführt, bei der naturgemäß individuelle Wünsche unberücksichtigt bleiben. Einige Pflegeeinrichtungen haben sogar einen Standard für Geburtstagsfeiern ihrer Gäste oder Bewohner entwickelt. Selbst an dem höchst individuellen Ehrentag soll eine Gratulation standardisiert, also geplant, festgelegt, fehlerfrei und überprüfbar „verabreicht" werden. Offenbar soll sich niemand beschweren dürfen, wenn er nicht die gleiche Gratulationszeremonie erfährt wie alle anderen oder wenn ein besonders liebenswerter Mensch mit außerordentlicher Aufmerksamkeit bedacht wird.

Menschen sind nun mal in unterschiedlicher Weise sympathisch. Das darf man ihnen auch mit einer zugewandten Bekundung zeigen. Aber der moralische Anspruch in der Pflege scheint wohl zu lauten: Wenn du nicht alle gleich behandeln oder gleich liebhaben kannst, dann verzichte ganz auf Sympathiebekundungen und Herzlichkeit.

Der Vorteil der Standardisierung besteht für die Pflegeeinrichtungen darin, dass sie sich gegen Beschwerden und Klagen absichern und jederzeit darauf verweisen können, dass alles nach Vorschrift verlaufen ist.

Wer dieses überbürokratisierte Prinzip verstanden hat, kann im Übrigen mit der Pflege alter Menschen wunderbare Geschäfte machen. Denn individuelle Wünsche müssen nicht einkalkuliert werden und können, ja müssen im Sinne einer qualitativ hochwertigen Pflege verhindert werden. Schließlich will niemand in Haftung genommen werden, wenn die

Erfüllung individueller Wünsche mit den Erkenntnissen der Expertinnen und Experten nicht in Einklang zu bringen ist.

Meine Schussfolgerung lautet kurz und knapp

> *Je mehr von Ihnen, liebe Leserin, lieber Leser, eine Lebensverfügung schreiben, umso eher entsteht ein Gegenentwurf zu der derzeitigen Pflege, die sich immer weiter vom Menschen und seinen Wünschen und Vorlieben entfernt. Wir, die wir eines Tages gepflegt werden, sollten uns zumuten, bei unserer Pflege ein Wörtchen mitzureden.*

Wie gesagt: Die beste Pflege ist die, die ich mir wünsche.

Abbau bedeutet nicht nur Verlust

Eine Lehrerin bemerkte gegen Ende ihres Berufslebens, dass sie „schräg“ las. Lesen war ihre Leidenschaft und sie leitete zu diesem Zeitpunkt einen Gesprächskreis „Literatur“. Sie konnte nicht mehr lesen, weil sich die Worte in den Zeilen eben schräg stellten, wie sie sagte. Es war der Beginn einer Demenz, wie sich bei einer neurologischen Untersuchung herausstellte. Das Vergnügen, selber zu lesen, war ihr also nun verwehrt. Sie wollte nicht ganz auf Literatur verzichten und besuchte weiterhin den Literaturkreis, weil man ihr dort aus den Büchern vorlas. Gleichzeitig legte sie sich ein neues Hobby zu, von dem sie ausging, dass es sie noch sehr lange erfreuen würde: Sie setzte sich in Parks und hörte dem Vogelgezwitscher zu.

Wer, das mag dieses Beispiel zeigen, die Möglichkeit seines geistigen Abbaus frühzeitig einkalkuliert, hat die Chance, seinem Lebensentwurf frühzeitig eine andere Richtung zu geben.

Wenn Sie sich nun entschlossen haben, Ihre Gedanken zu ordnen und eine Lebensverfügung zu verfassen, dann empfehle ich Ihnen vorab vier mentale Lockerungsübungen.

Mit ihrer Hilfe gelingt Ihnen hoffentlich, Vorstellungen von Alter und Pflegebedürftigkeit in eine für Sie angenehme Richtung zu lenken.

Versuchen Sie es.

Aus eigener Erfahrung kann ich sagen, dass die Beschäftigung mit der eigenen Pflegebedürftigkeit weder den Abbau beschleunigt, noch depressiv macht.

1. Entdecken Sie die Qualitäten des Alters.

Ich habe mich mein ganzes Leben mit dem Alter und alten Menschen, mit Demenz und Pflege beschäftigt. Wenn man wie ich das Leben überwiegend vom Ende aus betrachtet hat, fällt es gewiss leichter, sich nach der Pensionierung vorzunehmen, ein alter Mann zu werden. Ja, ich will ein alter Mann werden, denn das war ich noch nie, und ich will die Qualitäten des Alters entdecken.

Entpflichtung ist eine dieser lebenswerten Qualitäten. Verlangsamung ebenfalls.

Auch der Ruhestand, der heutzutage ein wenig in Verruf gekommen ist, gehört dazu. Er wird allerdings außerordentlich sympathisch, wenn man sich den Ruhestand so vorstellt, wie es der ehemalige US-Präsident Eisenhower getan hat. Er soll auf die Frage, was er nach dem Ende seiner Amtszeit unternehmen werde, gesagt haben:

„Dann setze ich mich auf die Veranda in einen Schaukelstuhl und bleibe ein halbes Jahr ganz still sitzen."

„Und dann?" wurde er gefragt.

> Der Verstand ist nicht alles, und wenn er verloren geht, dann bleiben, wie das Beispiel der Lehrerin zeigt, noch viele andere sinnliche Vergnügungen, die das Leben lebenswert machen.

„Dann“, soll er ergänzt haben, „fange ich ganz langsam an zu wippen.“

Zwei Altersqualitäten will ich besonders erwähnen, weil sie noch wenig erforscht sind: Die entspannte Alterserotik und das dionysische Lebensprinzip.

Früher machte mich die Nähe zu attraktiven Frauen immer ganz nervös. Heute, da mein sexuelles Interesse nachgelassen hat, kann ich die Nähe der hübschesten Frauen wunderbar entspannt genießen. Diesen Zustand bezeichne ich als entspannte Alterserotik. Der Zauber, das Interesse ist geblieben, aber ich muss mich nicht mehr beweisen, mich nicht mehr in den Augen der Frau spiegeln. Es ist einfach schön. (Deshalb habe ich der entspannten Alterserotik in meiner Lebensverfügung einen besonderen Platz eingeräumt.)

Man darf angesichts dieser neu gewonnenen Qualität getrost den Schluss ziehen, dass auch auf dem Gebiet der Sexualität Nachlassen nicht nur Verlust bedeutet.

Das dionysische Lebensprinzip kannte ich zwar immer schon. Während meines Daseins als funktionierender Erwachsener habe ich mich allerdings fast ausschließlich an das apollinische Prinzip gehalten. Mein Leben wurde bestimmt von Rationalität, Funktionalität, Nützlichkeit,

Zweckmäßigkeit, Verwertbarkeit, Logik und Planbarkeit. Seit meiner Pensionierung merke ich, dass mir das Dionysische immer wichtiger wird, also die Sinnlichkeit, das Spielerische, das Lustvolle, die Gefühlswelt, das Kindhafte, das Poetische und Fantastische.

Und ich stelle fest, nicht der Einzige in meinem Freundes- und Bekanntenkreis zu sein, der sich seinen Sinnen und seinen Gefühlen überlässt. Eine Bekannte, die ich für ihre stilsicher eingerichtete Wohnung bewundert habe, hat jetzt einen beleuchteten, ziemlich kitschigen Tischspringbrunnen auf ihrem Designertisch stehen.

Das habe ihr schon immer gefallen, erklärt sie, jetzt sei sie alt und jetzt gehöre dieser Tischspringbrunnen dazu. Basta.

Wenn Sie also bereit sind, die dionysische Alterslust zu entdecken und sich ihr hinzugeben, dann werden Sie bestimmt Einfälle für Ihre Lebensverfügung finden, die Ihnen später über den Tag helfen.

2. Betrachten Sie das Alter als Nachspeise

Es hat sich ja leider eingebürgert, das Alter nicht mehr als eine besondere Lebensphase mit eigenen Qualitäten zu sehen, sondern als Krankheit, der man vorbeugen und die man, sobald man sie erkennt, behandeln muss. Zum Beispiel mit richtiger Ernährung, Sport und geistigen Interessen.

Man kann das Alter aber auch als Gegenentwurf zur Betriebsamkeit und zur Produktivität des Erwachsenenalters, den Ruhestand als Privileg und den letzten Lebensabschnitt als die Nachspeise nehmen. Zu der letzten Betrachtungsweise rate ich unbedingt.

Wenn man das Leben als Menü betrachtet, dann sind Kindheit und Jugend die Vorspeise, das Erwachsenenalter der Hauptgang und das Alter die Nachspeise, das süße Dessert, das nicht mehr ernährt, aber einen gelungenen Hauptgang abrunden, einen weniger gelungenen zwar nicht mehr retten, aber doch zu einem versöhnlichen Abschluss führen kann.

Man verwöhnt sich also und legt rechtzeitig fest, womit man verwöhnt werden möchte, wenn man dazu selbst nicht mehr in der Lage sein sollte.

Ja, ich will, wenn ich auf Hilfe, Unterstützung und Pflege angewiesen bin, die Nachspeise genießen. Ich will lieber verwöhnt als gefördert, bewegt und trainiert werden.

Selbst bei der wirklichen Nachspeise ist es mir nicht wichtig, ob der Früchtejoghurt fettarm, kalorienreduziert ist und niemals die Kühlkette verlassen hat. Mir ist wichtiger, dass der Joghurt liebevoll in meinem Lieblingsporzellan serviert wird. Dann entscheide ich immer noch selbst, ob ich ihn verzehre. An manchen Tagen reicht mir das erkennbare Bemühen der Menschen, mir was Gutes tun zu wollen.

Im Gegenzug wäre ich bereit, den jungen Betreuern und Pflegerinnen einen Gefallen zu tun und den Früchtejoghurt zu essen, wenn ich sie damit glücklich machen könnte.

Wenn man die letzte Lebensphase als Nachspeise genießen will, dann ist es hilfreich, zu der immer noch gültigen, aber in Vergessenheit geratenen Einsicht zu kommen, dass wir vergänglich sind.

Ja, wir lassen nach, wir verblühen, verwelken und vergehen und eines Tages scheiden wir aus dem Leben.

Es scheint im Übrigen so zu sein, dass Neues gerne erst dann entsteht, wenn Altes vergeht. Gärtner wissen das und auch Kreative, die manchmal etwas löschen müssen, damit ihr Werk zur Kunst wird.

Ein tröstlicher Gedanke, der zumindest bei mir zu großer Gelassenheit geführt hat.

3. Verstehen Sie Demenz als eine Reise, die vom Verstande wegführt

Was aber ist, wenn ich dement werde? Wenn ich die Stufen der kognitiven Entwicklung, also die des Verstandes, hinabgehe? Wenn ich immer weniger in der Lage bin, die Welt zu verstehen, Rückschlüsse zu ziehen und Zusammenhänge zu erkennen?

Auch das muss nicht schlimm sein. Der Verstand ist nicht alles.

Ich habe mich, wie erwähnt, während meines ganzen Berufslebens nicht ausschließlich, aber doch sehr gerne und intensiv mit Menschen mit Demenz beschäftigt.

Dabei bin ich zu dem Ergebnis gekommen, Menschen mit Demenz nicht als Kranke, sondern als Reisende zu sehen, als Menschen, die sich auf einer Reise vom Verstande weg befinden.

Sie verlassen das uns vertraute „Normalien“ und begeben sich in das „Anderland“.

Falls Sie nicht genau wissen, wo „Anderland“ liegt: Es liegt leicht ver-rückt direkt neben „Normalien“.

Aber dort ist alles etwas anders, eben leicht ver-rückt.

Es herrschen dort andere Sitten und Gebräuche.

Zum Beispiel bei den Mahlzeiten. Die Menschen in Anderland essen schon mal die Nachspeise vor dem Hauptgang oder auch alle Gänge durcheinander, oder sie kochen alles noch mal neu, indem sie die Speisen verrühren.

Im Anderland herrschen natürlich andere Zeiten. Die chronologische Uhrzeit spielt keine Rolle. Es gibt dort Eigenzeiten und Erlebniszeiten. Menschen essen dort zum Beispiel, wenn sie Hunger haben, oder sie nehmen sich Zeit für Angst, wenn sie Angst haben. Normalier verstehen das nicht und bringen die Eigenzeiten durcheinander. Sie sagen: „Jetzt ist zwölf Uhr, jetzt ist Zeit für das Essen. Zeit für Ihre Angst nehmen wir uns um 14:30 Uhr."

Selbstredend gibt es in Anderland eine andere Sprache. Eigentlich verwenden die Anderländer die gleichen Worte wie die Normalier, aber die Worte haben oft eine andere Bedeutung.

Wenn man sie fragt, ob sie trinken möchten, antworten sie schon mal: „Ich weiß es nicht."

Sie haben die Frage nicht verstanden und umschreiben ihre Demenz: „Ich weiß das alles nicht mehr."

„Normalier", die die Sprache der Anderländer nicht verstehen, stellen dann gerne eine zweite Frage:

„Was wissen Sie nicht?"

Die Sprache ist die Quelle der Missverständnisse, heißt es im „Kleinen Prinzen".

Auch Gegenstände können im Anderland eine andere Bedeutung haben als in Normalien. Ein Wasserglas wird dort als Marmeladenglas gesehen. In diesem Fall wundert sich der Normalier, dass der Anderländer versucht, den für den Normalier nicht zu sehenden Deckel aufzudrehen und dabei das Wasser verschüttet.

Das führt schon mal zu Ärger. Bei dem Normalier, weil er das Wasser aufwischen muss, und bei dem Anderländer, weil ihm das Glas weggenommen wird.

Am besten, Sie verfügen für den Fall Ihrer Demenz, dass man Sie reisen lässt, dass man Sie nicht in Normalien festhalten soll und dass Ihre Reisebegleiter versuchen sollen, das Schöne von Anderland zu entdecken (Wenn Sie mehr über Anderland erfahren wollen, lesen Sie in meinem Reiseführer „Anderland entdecken, erleben, begreifen" nach.).

Interessanterweise bleiben den Menschen im Anderland viele automatisierte Handlungen erhalten, also Tätigkeiten, die man ohne nachzudenken verrichtet. Dazu gehören viele Alltagsverrichtungen wie Essen und Trinken oder auch zum Leidwesen der Angehörigen das Autofahren.

? Ein Tipp von mir: Fragen Sie sich, welche Ihrer Handlungen Ihnen so vertraut sind, dass sie automatisch bei Ihnen ablaufen.

Hausarbeiten zum Beispiel, Staub wischen oder Handwerkliches, schrauben, Gartenarbeiten, Blumen umtopfen. (Erinnern Sie sich an die Dame, die die „welken" Blüten abzupfen musste.) Verfügen Sie, dass man Sie diese Tätigkeiten verrichten lässt, auch wenn sie nicht mehr nützlich und zweckmäßig sind. Für Sie wird das „unvernünftige" Handeln einen Sinn haben. Autofahren, Elektroarbeiten und andere gefährliche Lieblingsbeschäftigungen sollte man besser ausschließen.

4. Üben Sie sich in Rücksichtnahme auf Ihre Helfer, Betreuer und Pflegende.

Die Vorstellung, sein Leben selbständig und selbstbestimmt bis zum Ende führen zu können, ist eine weit verbreitete, aber sehr naive Vorstellung.

Je älter wir werden, umso mehr sind wir auf eine freundliche Hand angewiesen. Das fängt schon in einem recht frühen Alter an, wenn man morgens seine Socken nicht mehr freihändig stehend anziehen kann. Später werden sie einem angezogen.

Wenn man dann immer noch bestimmen will, wann und wie sie einem angezogen werden sollen, hat man schlechte Karten. Derjenige, der sie anzieht, will nämlich ebenfalls über seine Zeit verfügen und er wird auch eine eigene Vorstellung davon haben, wie er einem die Socken am leichtesten anzieht.

Treue Seelen, die bereit sind, widerspruchslos zu dienen, sind rar gesät.

Und Kinder, die sich aufopferungsvoll hingeben, gibt es auch immer weniger.

Es lohnt sich deshalb, eine Berufsgruppe besonders gut im Auge zu behalten: die Altenpflegerinnen und Altenpfleger. Sie werden es eines Tages sein, die einen waschen, aus dem Bett holen und wieder hinein befördern, die einem Trinken und Essen anreichen, das Gebiss reinigen und die Krankheiten behandeln. Da lohnt es sich, ein wenig über den Personenkreis, in deren Hände man geraten wird, in Erfahrung zu bringen.

Wie in allen Berufsgruppen finden sich auch in der Altenpflege fachlich herausragende, mittelmäßige und schlechte Vertreter. Es gibt sanfte, reizbare, ruhige, temperamentvolle, verhuschte, aufbrausende, ernste und lustige Personen. Man wird sie, wenn man sich keine Privatpflegerin erlauben kann, nicht aussuchen können und so ist es wahrscheinlich, dass man auch von solchen Personen gepflegt wird, die einem nicht behagen. Eine gewisse Bereitschaft zur Rücksichtnahme und zur Zurückhaltung eigener Bedürfnisse wird also notwendig sein, auch wenn wir für die Versorgung viel Geld bezahlen müssen.

Aber keine Sorge. Allzu sehr müssen Sie sich nicht anstrengen. Denn die allermeisten Mitarbeiter und Mitarbeiterinnen in der Altenpflege sind bereit und guten Willens, unsere Launen und Macken, unsere Freuden und Depressionen, unsere Wut und Unnachgiebigkeit, unsere Herrschsucht und Selbstlosigkeit, unsere Weinerlichkeit und Unzufriedenheit, unsere Verdächtigungen und Anschuldigungen zu ertragen. Sie nehmen unsere Ichbezogenheit in Kauf, sie versuchen unsere Vorlieben und Empfindsamkeiten zu erkennen und sie sind bereit, unsere Wünsche, selbst die, die wir nicht aussprechen, zu erfüllen und möglichst sofort. Die meisten Angestellten von Pflegeheimen und ambulanten Pflegediensten sind sogar bereit, den Alten zu geben, wofür sie nicht bezahlt werden und wofür sie kaum Zeit haben: Mitleid, Wärme, Zärtlichkeit, Spiritualität, Liebe. Das ist schon eine ganze Menge. Haben Sie also ein wenig Vertrauen – auch mit Blick auf die Erfüllung Ihrer Lebensverfügung.

Übrigens: Die Altenpflegerinnen und Altenpfleger halten sich am liebsten bei alten Menschen auf, die mit ein wenig Nachsicht und großelterlicher Güte die notwendigen Verrichtungen an sich zulassen und nicht permanent vorschreiben, was zu tun und zu lassen ist. Wenn Ihnen also an einem entspannten Umgang mit Ihrer Altenpflegerin oder Ihrem Altenpfleger gelegen ist, dann könnte es sich lohnen, Milde, Verständnis, Nachsicht, Güte und Großzügigkeit frühzeitig einzuüben. Dann kann man seine Macken ruhig behalten.

An dieser Stelle möchte ich meine Lebensverfügung um einen weiteren Punkt ergänzen:

! Ich wünsche mir in meinem Pflegeheim Liegewiesen, auf denen ich ruhen und dösen kann. Sollten Mitarbeiter und Mitarbeiterinnen Lust verspüren, sich zu mir auf die Liegewiese zu legen, so werde ich das begrüßen, denn dann kämen auch die Mitarbeiter und Mitarbeiterinnen während des Tages mal zur Ruhe.

Musterformular für Ihre Lebensverfügung

Meine Lebensverfügung

Ich ....
(Name, Vorname)

bin im Vollbesitz meiner geistigen Kräfte und bitte alle, die sich um mein Wohlergehen bemühen, die folgenden aufgelisteten Vorlieben und Wünsche zu berücksichtigen, wenn ich zur verständlichen Äußerung meines Willens nicht mehr in der Lage bin.

Die Erfüllung meiner Wünsche sind wichtiger als medizinische und pflegerische Maßnahmen, sofern ich das nicht anders festgelegt habe.

Hiermit beauftrage ich Frau/Herrn (mehrere Personen anzugeben ist möglich)
....
....
geboren am ....
zur Zeit wohnhaft ....

zum Sachwalter meiner Lebensverfügung.
Sie/Er wird regelmäßig überprüfen, ob meine Wünsche berücksichtigt werden.

Sie/Er kann jederzeit Einsicht in meine Pflegedokumentation nehmen.

Bei Fallbesprechungen zu meiner Person sind sie/er hinzuzuziehen.
Nur mit ihrem/seinem Einvernehmen kann von der Erfüllung meiner Wünsche vorübergehend abgesehen werden.
Abweichungen von oder Ergänzungen zu meiner Lebensverfügung können nur von ihr/ihm formuliert werden.

Zu meiner Person/Persönlichkeit
(Notieren Sie, was Ihnen zu Ihrem Charakter, Ihrem Wesen einfällt. Wie würden Sie sich als Mensch beschreiben? Kreuzen Sie an und ergänzen Sie.)

- Ich bin grundsätzlich ein geselliger Mensch.
- Ich bin am liebsten gerne für mich.
- Ich werde gerne unterhalten.
- Ich habe lieber meine Ruhe.
- Ich bin eher faul und träge.
- Ich bin überwiegend unternehmungslustig.
- Ich liebe Komplimente – auch wenn sie nicht stimmen.
- Ich mag keine Schmeicheleien, keinen Honig um den Bart gestrichen bekommen.
- Ich halte lieber Distanz zu Menschen. Ich mag nicht in den Arm genommen werden.
- Ich liebe körperliche Nähe und Berührungen.
- Ich lache gerne.
- Ich bin ein ernster Mensch.
- Gute Laune ist bei mir ansteckend.
- Menschen mit übertrieben guter Laune sind mir suspekt.
- Ich bin gerne dominant.

....

....

Ich habe folgende Wünsche, auf die ich sehr viel Wert lege:

....

....

....

....

die mir sehr wichtig, aber nicht entscheidend sind:

....

....

....

....

Ich ertrage nicht, wenn
(Was ärgert mich, wovor habe ich Angst, was ist mir unangenehm, peinlich, ...)

....

....

....

....

....

....

Glücksgefühle werden bei mir ausgelöst durch:

....

....

....

....

....

....

Auf folgende Gegenstände/Genussmittel kann ich gar nicht/ schlecht verzichten:

....

....

....

....

Wenn ich dement bin, dürfen ungewöhnliche Umgangsformen und Gegenstände erprobt werden.
(Man darf mich duzen, mich mit einer Puppe/einem Teddy spielen lassen, mich mit den Fingern essen lassen, mich mit meinem Kosenamen (.......) ansprechen, ...)

....

....

....

....

Meine Automatismen sollen geduldet werden, auch wenn sie lächerlich oder unwürdig erscheinen.
(Welche Handlungen sind Ihnen in Fleisch und Blut übergegangen? Was gehört unverzichtbar zu Ihnen? Z. B. Ich habe immer die Geldbörse in der Gesäßtasche. Ich überprüfe den Sitz meiner Kleidung, meiner Haare. Ich sortiere meinen Schmuck. Mein Talismann/Glücksbringer muss sich an einer bestimmten Stelle befinden.)

....

....

....

....

Ich werde schwach, wenn/
bin verführbar mit/durch (Gerüche, Klänge, Komplimente ...)

....

....

....

....

Meine Lieblingsspeisen (Rezept nicht vergessen)/Getränke sind:

....

....

....

....

Folgende Anlässe haben für mich eine besondere Bedeutung:
(Sonn- und Feiertage, Geburtstage, Gedenktage, Todestag, Weihnachten, ...)

....

....

....

....

Ich lege Wert auf:
(Kleidung, Schmuck, Etikette, ...)

....

....

....

....

Aktivitäten/Passivitäten, die mir Spaß machen:
(Kreatives, Spaziergänge, Handwerk, ...
Dösen, Faulenzen, Glotze gucken, ...)

....

....

....

....

Orte, an denen ich mich gerne aufhalte:
(Garten, Park, Kaufhaus, Museum, Kirche, Fußballplatz, Markt, ...)

....

....

....

....

Bei der täglichen Pflege soll beachtet werden:
Ich will wie folgt geweckt werden:

....

....

....

....

Beim (Ein-)Schlafen hilft mir:

....

....

....

....

Viel Wert lege ich auf: (Rasur, Augenbrauen, Frisur, Parfum ...)

....

....

....

....

Ich habe folgende Rituale:

....

....

....

....

Wenn ich wach werde, greife ich zuerst nach

....

....

....

....

Meine Morgentoilette läuft in der folgenden Reihenfolge ab:
(Haare, Zähne, ..., Gesicht zum Schluss)

....

....

....

....

Vor dem Frühstück lege ich Wert auf:

....

....

....

....

Bevor ich das Haus/Zimmer verlasse, kontrolliere ich

....

....

....

....

Ich bin religiös. Deshalb soll beachtet werden:

....

....

....

....

Meine Tabletten, Tropfen nehme ich nur, wenn ich

....

....

....

....

Sollte ich mit der Einrichtung, in der ich untergebracht wurde, oder mit der Betreuung und Pflege nicht einverstanden sein, darf nicht gezögert werden, mich in andere Hände zu geben.

Wer nicht auf meine Lebensqualität und mein Wohlbefinden achtet, soll auch nicht über mich verfügen.

____

(Ort, Datum) (Unterschrift)

Das Ende nicht vergessen

Am Schluss meiner Lebensverfügung steht der Wunsch:

! Ich wünsche mir, dass man mich, wenn es soweit ist, an einen Strand setzt und mich nicht alleine lässt, bis ich mein Leben ausgehaucht habe.

Wenn das zu umständlich ist, würde ich gerne einem Tonträger mit Meeresrauschen lauschen, während ein Mensch meine Hand hält.

Ein allerletzter Wunsch gilt meinen Hinterbliebenen.

> Nach meinem Tod sollen sich meine Kinder und Freunde nicht grämen, sondern sich darüber freuen, dass sie mir den einen und anderen Wunsch erfüllt haben.